おいしく楽しく実践できる
低たんぱく食
腎機能低下を抑えて透析を遅らせる献立

第一出版

編著者紹介

編著者	吉村 吾志夫	新横浜第一クリニック 院長
		昭和大学医学部 客員教授
著 者	島居 美幸	昭和大学大学院保健医療学研究科 准教授
		昭和大学病院栄養科 管理栄養士
	松井 貞子	日本女子大学家政学部食物学科 准教授
	中辻 弘花	日本野菜ソムリエ協会認定 野菜ソムリエプロ

調理・撮影・栄養価計算協力者：横山瑠美　光岡まりや　川端夏子
表紙写真撮影：鈴木俊介 / デザイン：大沢 肇 / イラスト：内藤綾子

はじめに

　慢性腎臓病（CKD）の患者数は，糖尿病や高血圧などの生活習慣病の増加や国民の高齢化を背景に増加の一途をたどっており，現在その数は，わが国では1330万人と，成人人口の約13％（7〜8人に1人）に達しています。まさに国民病です。しかもその多くは進行性です。進行した先は末期慢性腎不全であり，その結果，透析療法が必要な患者はついに30万人を超えました。透析患者1人にかかる医療費は年間約600万円であり，30万人には1兆8千億円が必要となり国の負担も莫大なものです。CKDは腎臓が悪化するだけではありません。狭心症，心筋梗塞，心不全，脳卒中などの心血管系の病気が著しく多くなることも判明しています。患者のQOLが著しく低下することはいうまでもありません。ですから，CKDは予防が大切ですが，もしかかっている場合は何とかして治そうとしなければいけません。もし治らなくても，進行を抑える必死の努力が求められます。このCKDの発病と進行を抑えるために，食事療法は非常に大きな力を発揮します。本書はそのうち，進行を抑えるための食事療法を念頭に置いて執筆しました。

　食事療法の継続は簡単ではありません。毎日決められた薬を内服することとは違うのです。患者さんがご自分で，あるいはご家族と一緒に，医師や栄養士から指示された内容や量から外れないように献立をたてて調理して食べなければいけないのです。しかもお食事ですから，いくら病気のためとはいえ，おいしいものを作って食べるという，食事本来の目的から外れないようにしたいものです。もちろん医師や栄養士の指導・助言は必要不可欠ですが，だからといって，私達栄養士や医師が毎日つきっきりで対応できるわけではありません。ですから，患者さんがご自分で考え，食品を選び，献立をたて，調理を行う上で参考になり，役に立つ本として本書を作成しました。

　腎臓病の食事療法には大きく分けて二つの柱があります。一つは腎を保護し，高血圧をコントロールし，浮腫を予防したり改善させたりすることを目的とする食塩制限で，もう一つが十分なエネルギー（カロリー）のもとで行うたんぱく質制限です。食塩制限については統一的な見解が得られていますが，たんぱく質については，どんな腎臓病に，どの程度の障害のときから，どの程度の制限をすべきか，などの点について，まだ学問的な合意が得られているとはいえません。日本腎臓学会のガイドライン（標準体重1kgあたり0.6〜0.8kg/日）と比べ，私達が推奨している基準は，より確実に有効性が得られる，標準体重1kgあたり0.5g/日以下という厳しいものです。この制限量で栄養学的に問題なく，かつおいしくいただけるお食事を作って継続することは簡単ではありません。お食事は毎日の生活の楽しみでもあり憩いの場でもあります。

　腎臓病の患者さん達がおいしく楽しいお食事を実践する上で，本書がお役にたてれば著者一同望外の喜びです。

　本書では新しい試みとして野菜のコラムを多く載せました。野菜を沢山摂っていただきたいという意味ではありません。腎臓病の患者さんにとってはむしろ野菜や果物は制限があって沢山摂れない方が多いと思います。しかし，コラムではそのようなことに捉われずに野菜の知識を載せました。野菜に関する理解と知識を深めることは病気の方もそうでない方も変わるわけではありません。また，制約があるからこそ野菜の知識が大切である，とも考えたのです。そこまで硬くお考えにならなくても，献立を考えたり，お食事を作っている間の息抜きにでも読んでいただければ幸いであるという思いも込めております。考え違いしていたことや，知らなかった新しい発見が結構あるかもしれません。

　最後に本書刊行にあたり第一出版株式会社の皆様，とくに 編集部の井上由香様には大変なご尽力をいただきました。厚く御礼を申し上げます。

平成26年2月

昭和大学藤が丘病院腎臓内科
吉村　吾志夫

目次

著者紹介 ……………………………… 002
はじめに ……………………………… 003

腎臓病と食事療法

1 基礎知識編 ………………………… 008
2 実践編 …………………………… 015
本書の使い方 ……………………… 020

朝・昼・夕食の低たんぱく食献立

※主菜を中心に，一部の料理名を掲載しました。料理名での索引もご利用ください。

ページ	メニュー	献立番号	献立合計 エネルギー	たんぱく質	食塩
026	雑炊, ひじき煮	朝①	413kcal	3.3g	1.9g
028	トースト, ボイルソーセージ	朝②	604kcal	3.1g	1.1g
030	じゃこトースト, ホットサラダ	朝③	466kcal	4.1g	1.3g
032	炒り豆腐, 白菜のなめたけ和え	朝④	511kcal	4.9g	1.1g
034	トースト, エリンギとアスパラガスのソテー	朝⑤	448kcal	3.8g	0.9g
036	野菜のオイスターソース炒め	朝⑥	540kcal	6.4g	2.2g
038	焼き魚, いんげんのごま和え	朝⑦	510kcal	9.1g	1.1g
040	シナモントースト, ツナのディップサラダ	朝⑧	586kcal	5.3g	1.1g
042	卵かけご飯, 切干し大根煮	朝⑨	539kcal	5.2g	1.1g
044	トースト, ジャーマンポテト	朝⑩	519kcal	2.6g	0.6g
046	チキンカレー	昼①	640kcal	7.2g	1.1g
048	筑前煮, 山いもとオクラの梅和え	昼②	597kcal	7.6g	0.8g
050	温とろろそば, 野菜のかき揚げ	昼③	659kcal	5.6g	3.0g
052	サンドイッチ, ミネストローネ	昼④	562kcal	3.5g	2.0g
054	カレーピラフ, にんじんサラダ	昼⑤	639kcal	5.5g	1.6g
056	冷やし中華, さつまいもの甘辛炒め	昼⑥	574kcal	4.8g	1.3g
058	冷やしタンタンきしめん, きんぴら大根	昼⑦	556kcal	5.6g	1.8g
060	お好み焼き	昼⑧	600kcal	5.4g	1.4g

ページ	メニュー	献立番号	献立合計 エネルギー	たんぱく質	食塩
062	はるさめのピリ辛炒め,じゃがいもの真砂和え	昼⑨	694kcal	6.5g	0.8g
064	ナポリタン,コールスローサラダ	昼⑩	617kcal	2.8g	1.7g
066	ぶりの照り焼き,大根とふきの煮物	夕①	659kcal	12.3g	1.5g
068	えびのチリソース炒め,小松菜と油揚げの煮浸し	夕②	684kcal	9.8g	2.1g
070	肉じゃが,茶碗蒸し	夕③	676kcal	8.6g	1.6g
072	野菜たっぷり餃子,ナムル	夕④	684kcal	8.3g	0.8g
074	カキフライ,チンゲンサイのごましょうが和え	夕⑤	677kcal	5.5g	2.1g
076	ほたて貝柱ご飯,アスパラガスの肉巻き	夕⑥	614kcal	8.5g	1.4g
078	天丼,はるさめの酢じょうゆ和え	夕⑦	730kcal	5.9g	1.1g
080	すき焼き,和風ピクルス	夕⑧	694kcal	8.0g	1.2g
082	煮魚,蒸しなす	夕⑨	715kcal	13.3g	2.3g
084	刺身,揚げなすのおろし和え	夕⑩	592kcal	11.6g	1.9g
086	レタスチャーハン,サイコロサラダ	昼・夕①	617kcal	6.2g	2.4g
088	カレーコロッケ,スープ煮	昼・夕②	768kcal	7.9g	1.6g
090	なすとピーマンのみそ炒め,紅白なます	昼・夕③	631kcal	8.2g	1.3g
092	春巻,しらたきといんげんのさんしょう煮	昼・夕④	810kcal	7.0g	1.2g
094	トースト,オープンオムレツ	昼・夕⑤	554kcal	9.0g	1.3g
096	白菜と豚肉の重ね蒸し,野菜焼き浸し	昼・夕⑥	652kcal	9.1g	1.2g
098	焼きそば	昼・夕⑦	653kcal	6.9g	1.4g
100	ツナときのこの和風パスタ,かぼちゃチーズ焼き	昼・夕⑧	568kcal	6.0g	1.7g
102	トースト,クラムチャウダー	昼・夕⑨	584kcal	9.0g	1.5g
104	ぎんだらのみぞれ煮,三色野菜のごま酢和え	昼・夕⑩	590kcal	8.3g	1.5g
106	ちらし寿司	昼・夕⑪	531kcal	7.9g	2.0g
108	天ぷら,雷こんにゃく	昼・夕⑫	744kcal	8.3g	1.2g
110	麻婆豆腐,ピーマンのじゃこ炒め	昼・夕⑬	715kcal	14.3g	2.8g
112	親子煮	昼・夕⑭	563kcal	12.2g	1.8g
114	しょうが焼き,冬瓜のくず煮	昼・夕⑮	654kcal	11.6g	1.2g
116	唐揚げ,ポテトフライ	昼・夕⑯	615kcal	13.1g	1.7g
118	ホイル包み焼き,カレーマヨネーズサラダ	昼・夕⑰	642kcal	13.8g	1.3g
120	あじ南蛮漬け,含め煮	昼・夕⑱	614kcal	11.5g	1.6g
122	鍋物,ほうれん草ののり和え	昼・夕⑲	566kcal	12.0g	1.5g

ページ	メニュー	献立番号	献立合計 エネルギー	たんぱく質	食塩
124	かつおのたたき	昼・夕⑳	573kcal	11.7g	1.6g
126	さけの甘酢炒め, なめこおろし	昼・夕㉑	645kcal	10.9g	1.1g
128	チンジャオロース, チョレギサラダ	昼・夕㉒	741kcal	14.0g	2.2g
130	うな丼, わけぎとわかめの酢みそ和え	昼・夕㉓	684kcal	18.4g	2.7g
132	魚のムニエル, さつまいもとりんごの重ね煮	昼・夕㉔	760kcal	13.6g	1.4g
134	レバにら炒め, 中華風冷奴	昼・夕㉕	659kcal	16.3g	2.2g

野菜コラム

野菜の栄養 …………………………………………………… 27, 29, 31
野菜と1日の摂取量 ………………………………………………… 33
春を告げる野菜 ……………………………………………………… 35
鮮度が落ちやすい野菜 ………………………………………… 37, 65, 79
野菜の選び方 …………………………… 39, 43, 71, 87, 95, 101, 105, 125
野菜の働き ……………… 41, 49, 57, 59, 81, 99, 103, 111, 115, 119, 131, 135
緑黄色野菜と淡色野菜 ………………………………………………… 45
カリウムの少ない野菜 …………………………………………… 47, 127
野菜と旬 ……………………………………………………… 51, 53, 55
野菜とカリウム ………………………………………………………… 61, 63
野菜の調理と食べ方 …………………………………………… 91, 113

治療用特殊食品の利用法 …………………… 136
治療用特殊食品について ……………………… 141
患者さんから教わった
でんぷん米をおいしく食べるコツ ………………… 142
低たんぱく食　一日献立例と栄養価表 ………… 143
昼・夕食メニュー　栄養価表 ………………… 146
参考文献 ……………………………………… 148
料理索引 ……………………………………… 149

腎臓病と食事療法

1 基礎知識編

腎臓の機能が低下するとなぜ低たんぱく食が必要になるのでしょうか。
ここでは，腎臓の働きとたんぱく質の関係を中心に述べていきます。

1 腎臓の病気と慢性腎不全

　腎臓は腹部の背側の左右にひとつずつあります（図1）。長径が約12cm，横径が約5cm，厚さが約3cm，重さが約130gのそら豆の形をした臓器です。心臓から送り出される血液のおよそ20％が腎臓に集められ，毎日200Lもの血液が濾過され，老廃物や余分な水分が尿として排泄されます。血液の「浄化」係といえます。その他にも人が生きていく上で必要な多くの働きを担っています。例えば，体の水分量（体液）の量や浸透圧を調整して血圧を管理すること，ナトリウム・カリウム・カルシウムなどのミネラルや酸性・アルカリ性のバランスを適切に維持するという重要な働きを行っています。また，腎臓は血液を作るホルモン（エリスロポエチン）を分泌したり，全身の骨の健康状態を維持するなど，多くの働きがあります。このように私たちの身体の中を整える重要な役割を担っており，まさに"肝腎かなめ"の臓器といえます。

　腎臓の働きが障害されると，上記の役割の低下が起きます。高血圧になりやすくなり，それが重症化し腎機能はさらに悪化します。尿として老廃物や余分な水分の排泄が低下すれば，老廃物蓄積による症状や浮腫の出現が生じます。カルシウムとリンを調節するために必要なビタミンDは腎臓で活性化して作用するのですが，それが不十分となるために低カルシウム血症になり，腎性骨症や副甲状腺機能の亢進が起こり，腎臓の働きがさらに低下したり骨がもろくなったりします。その他のミネラルの調節障害として，高カリウム血症や高リン血症などが起こります。腎機能が低下すると，血液が酸性に傾く代謝性アシドーシスや腎性貧血が認められるようになります。このように腎不全による種々の合併症が生じ，臨床的にも色々な症状が出現する状態を尿毒症といいます。

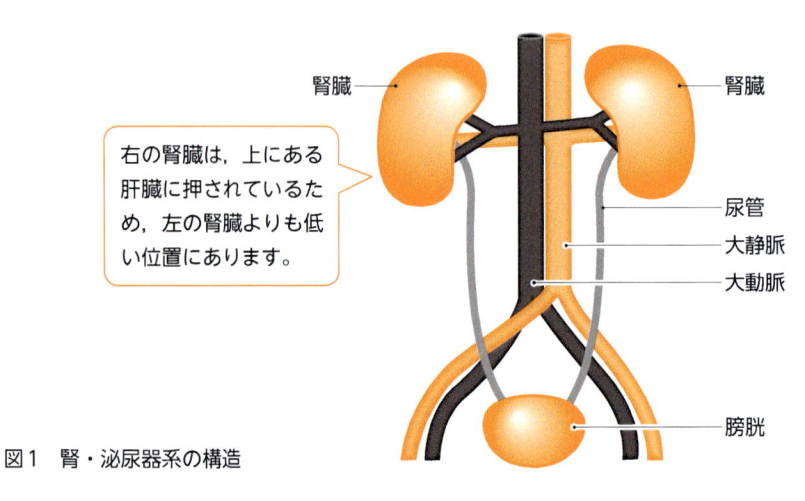

右の腎臓は，上にある肝臓に押されているため，左の腎臓よりも低い位置にあります。

腎臓　腎臓　尿管　大静脈　大動脈　膀胱

図1　腎・泌尿器系の構造

2 腎臓の病気と慢性腎不全

　代表的な腎臓の病気を表1に示しますが，細菌やウイルスの感染，免疫の異常，糖尿病，高血圧，肥満・メタボリックシンドロームや種々の代謝異常，心臓や肝臓の病気，遺伝性の病気あるいは脱水や外傷・火傷や大手術に関連して起こるものなど，腎臓病の原因は多岐にわたります。各々の腎臓の病気に対して必要な治療があるのはいうまでもありません。例えば，糖尿病に対しては血糖や体重の管理が必要となりますし，ネフローゼ症候群に対しては副腎皮質ステロイドホルモン薬の適切な投与が重要です。

　一方，表2に示すようなほとんどすべての腎疾患に共通して認められる進行因子があります。これらの因子に対する治療は非常に重要となります。これらは図2に示すように，病気がある程度進行すると治療の中心となります。もちろん病気の早期から行えれば病気の進行を抑える有力な治療法となりえます。このような種々の疾患に対して共通して必要な治療法の代表的なものは高血圧の管理や低たんぱく食や減塩を中心とした食事療法，肥満や過労の防止などの日常生活管理です。

　患者さんは，慢性腎不全を1つの病気としばしば誤解しています。慢性腎不全は種々の病気が進行して，腎臓が生体に必要な働きを十分できなくなった機能の低下してしまった状態を示します。したがって，前述したような色々な腎臓の病気に共通して行う治療法が必要な状態ともいえます。しかし，慢性腎不全状態に進行しても大した症状が出ない場合が多く，自分で腎臓が悪いということを全く自覚していない場合もあります。「自分の腎臓が悪くなった原因の

表1　主な腎臓の病気

1	一次性の腎臓病 （病気の原因が腎臓自体にあるもの）	・急性腎炎（症候群）　・急速進行性腎炎（症候群） ・慢性腎炎（症候群） 　IgA腎症、膜性腎症、巣状糸球体硬化症などが含まれる ・ネフローゼ症候群
2	二次性の腎臓病 （病気の原因は腎臓以外にあるもの）	・糖尿病性腎症　・ループス腎炎 ・腎硬化症　・痛風腎
3	遺伝性の腎臓病	・多発性嚢胞腎　・アルポート症候群＊
4	その他の腎臓病	・慢性腎盂腎炎　・逆流性腎症　・妊娠高血圧合併症

＊アルポート症候群：　糸球体基底膜の遺伝子異変が原因で起こる遺伝性の糸球体腎炎で，男性に多く，難聴や視力障害を伴い，30歳くらいで透析が必要になります。

表2　腎不全の進行を促進する因子

1. 高血圧	5. 過労・運動	9. 心不全
2. たんぱく質摂取	6. 感染症	10. アシドーシス
3. 尿たんぱく量の増加	7. 脱水	11. その他の慢性腎不全の合併症
4. 原疾患の組織障害度	8. 腎毒性薬剤	

病気は何か，現在のご自分の腎機能がどの程度なのか，どの程度残っているのか，その残っている腎機能をいかに低下しないようにするにはどうすべきか」という点を患者さんが十分に理解し，取り組んでいくことが重要です。

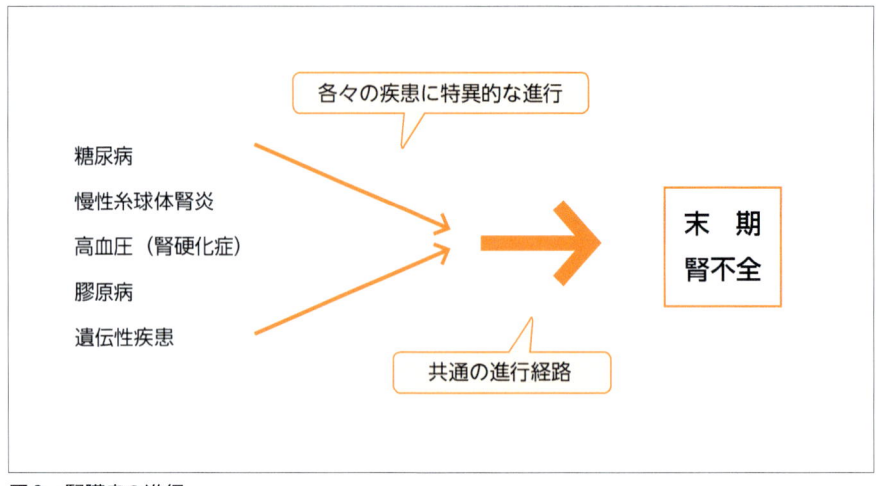

図2 腎臓病の進行

3 慢性腎臓病とは

　腎臓の病気は非常に多く，患者さんのみでなく医師・看護師もその分類に混乱することがあります。そこで腎臓の病気を一括して考える「慢性腎臓病」という定義が提唱され，広く知られるようになりました。慢性腎臓病とは，腎臓病である可能性が考えられる所見（例えば尿たんぱくが陽性）が認められる場合，または腎臓の機能が健康人の60％未満に低下した状態のいずれか，もしくは両方が3か月以上続いた場合を指します。その後の調査で，慢性腎臓病の患者さんは同時に心臓血管の病気も高率に合併していることも明らかになりました。

4 慢性腎臓病・慢性腎不全に対する食事療法の重要性

　表2に示すように，腎臓の病気を悪化させる因子として高血圧とたんぱく質摂取はきわめて重要です。したがって，食塩とたんぱく質の摂取制限は有力な治療法となるわけです。表3に日本腎臓学会のCKD（慢性腎臓病）の診療ガイドの食事指導の部分を示します。食塩制限については，腎臓病が進行して（ステージが進む）高血圧があれば1日6g未満であり，食塩制限については私どもの施設においても同様の指導を行っています。たんぱく質制限についてはステージが進んでも0.6～0.8g/kg体重/日が推奨されていますが，私どもの施設ではより厳しい制限（0.5g/kg体重/日以下）がさらに有効であるという結果が得られています。

表3　CKD診療ガイド－食事指導のまとめ

CKD病期	食事指導
ハイリスク群	高血圧があれば減塩6g/日未満
ステージG1	高血圧があれば減塩6g/日未満
ステージG2	高血圧があれば減塩6g/日未満
ステージG3	減塩6g/日未満 たんぱく質制限食0.8～1.0g/kg体重/日
ステージG4	減塩6g/日未満 たんぱく質制限食0.6～0.8g/kg体重/日 高カリウム血症があればカリウム摂取制限
ステージG5	減塩6g/日未満 たんぱく質制限食0.8～1.0g/kg体重/日 高カリウム血症があればカリウム摂取制限

資料）日本腎臓学会，2012

5　標準体重の求め方

　摂取するエネルギー量やたんぱく質量は標準体重をもとに計算します。標準体重の求め方は数種類ありますが，簡単なものとして｛身長(m)｝2×22があります。例えば，身長が170cm(1.7m)の男性の場合の標準体重は以下のようになります。

$$1.7 \times 1.7 \times 22 = 63.58$$

したがって，63.6 kgを標準体重として算定します。

　摂取エネルギー（カロリー）量が35kcal/kg体重/日なら35×63.6＝2,226kcal/日となります。また，摂取たんぱく質量が0.5g/kg/日なら0.5×63.6＝31.8g/日となります。

6　腎臓病患者になぜ低たんぱく質食が必要なのか

　たんぱく質摂取が腎臓の病気の悪化因子であることは前述しました。たんぱく質が体内で代謝される過程で尿毒症性毒素が産生されます。これらは腎臓から尿中にしか排泄されませんから，腎不全では体内に毒素が蓄積されることになります。したがって，腎不全ではたんぱく質を食べることを制限して，毒素の産生を抑えることが必要になります。すなわち低たんぱく食が強力な治療法となるわけです。腎不全が進行すると血液が酸性になります（＝アシドーシス）が，低たんぱく食の励行によってアシドーシスに傾くことが抑制されます。アシドーシスがひどくなると血液中のカリウムが上昇するので，低たんぱく食が高カリウム血症を起こしにくくする1つの要因となります。また，腎不全患者さんで血液中のリンが高くなるのも問題です。リンは腎臓を通って尿中へ排泄されるため腎不全ではそれが障害され高リン血症が起きます。そのため骨の病変が進行してしまいます。リンの摂取＝たんぱく質の摂取と考えてよいので，低たんぱく食はリンの摂取を減らすことになります。このように低たんぱく食の励行によって，腎臓病自体の進行とともに，腎不全に伴う合併症が抑えられます。

7 低たんぱく食で腎臓病が消失するのか

　残念ながら腎臓病が食事療法によってなくなるわけではありません。しかし，透析療法が必要といわれてから低たんぱく食を開始した患者さんが何年も透析療法導入を遅らせることができたり，長期にわたって腎機能が低下せずに維持可能な患者さんが多くいらっしゃることも事実です。図3には，他医でそろそろ血液透析療法が必要と言われ当院を受診されたIgA腎症による慢性腎不全の患者さんのデータを示しました。グラフは血清クレアチニンの逆数（1/Cr）で示してあります。この1/Crで描いたグラフは腎機能の推移を評価するのにしばしば用いられます。グラフが低下することは腎機能が低下していくとみていただければよいのです。当院を受診され，低たんぱく食療法（0.3g/kg体重/日という厳しい制限です）を開始してからグラフの傾きが横ばいになり，それが10年以上も維持できていることがわかります。

Sさん，47歳，男性，IgA腎症

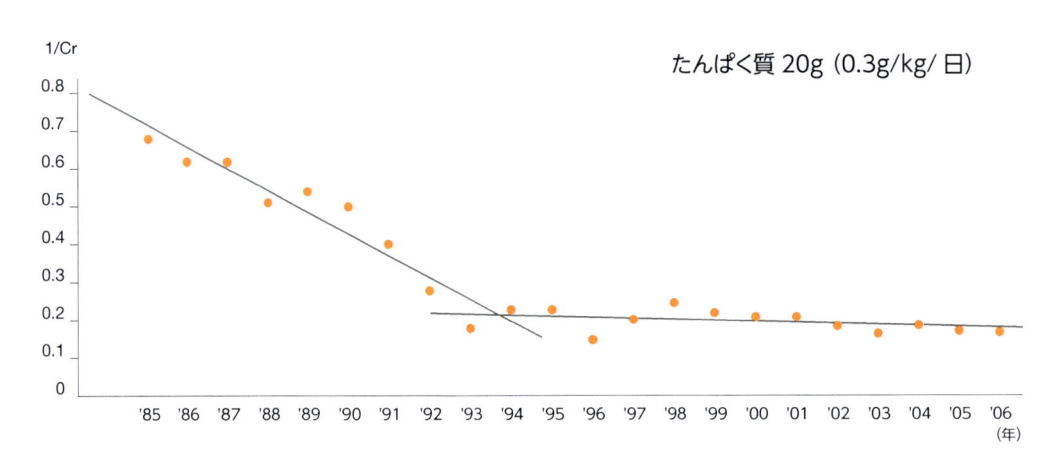

たんぱく質 20g（0.3g/kg/日）

		'85	'86	'87	'88	'89	'90	'91	'92	'93	'94	'95	'96	'97	'98	'99	'00	'01	'02	'03	'04	'05	'06
収縮期血圧	mmHg									138	104	134	108	140	136	116	125	118	112	112	112	110	
拡張期血圧	mmHg									84	58	80	88	60	70	76	60	65	67	88	75	62	
体重	kg									61.5	60.5	61.9	61.0	61.8	63.0	63.0	60.9	61.0	62.0	62.5	62.6	63.9	62.8
クレアチニン	mg/dL	1.5	1.6	1.6	1.9	1.8	2.1	2.4	4.1	5.5	5.1	5.0	6.6	5.7	4.7	4.9	5.2	5.2	6.1	6.9	6.3	6.6	6.6
尿素窒素	mg/dL	16.0	20.0	18.0	21.0	27.0	26.0	29.0	30.0	46.0	26.3	24.7	31.4	23.0	19.8	28.1	30.2	24.5	29.6	36.0	28.7	28.9	34.4
総たんぱく質	g/dL									7.5	7.1	7.1	7.0	6.3	6.3	6.9	6.8	6.5	6.6	6.7	6.7	6.7	6.5
アルブミン	g/dL									4.7	4.3												

図3　腎臓病の経過とデータ例

8 低たんぱく食を継続するために

このように有用な低たんぱく食療法は自己流で行っても間違いなくうまくいきません。担当の医師と栄養士の指導下に正しく行うことが必要です。継続するために必要なことは以下のような点です。

1 十分・適正なエネルギーをとる

食事として摂取するたんぱく質の利用効率はエネルギー摂取量の影響を強く受けます。エネルギーが不足すると摂取したたんぱく質はエネルギー源として利用されるため，たんぱく質の利用効率は低下し，たんぱく質の合成が障害されます。さらにエネルギーが不足すると体たんぱく質の崩壊が起こり，血中に尿素窒素や酸が蓄積されます。そこで，低たんぱく食の実施に当たって最も重要な点は，制限されたたんぱく質を有効に利用するために十分なエネルギーを摂取することです。

しかし，たんぱく質の制限によってエネルギー（カロリー）不足が生じる可能性があります。実際，低たんぱく食開始後に栄養障害に陥る例のほとんどはエネルギー不足が原因です。糖尿病や肥満の患者さんは別にして，通常30～32（27～39）kcal/kg体重/日程度の十分なエネルギー摂取が必要です。この十分なエネルギーの確保は厳しいたんぱく質制限を行う場合，通常の食材のみでの献立では困難です。したがって，たんぱく質が少なくエネルギー量を十分に含んだ治療用特殊食品を用いる必要があります（治療用特殊食品については後述）。

2 アミノ酸スコアを高く維持する

アミノ酸スコアとはたんぱく質の質を表します。アミノ酸スコアが高いほどエネルギー源にならず，体たんぱくを効率よく合成します。要するに体を作るわけです。アミノ酸スコアが低いとエネルギー源になりやすく体たんぱくを合成する効率が悪くなります。アミノ酸スコアが60の場合，エネルギーを十分摂っていても摂取たんぱく質の60％しか体たんぱくを合成できず，残りの40％はエネルギー源になってしまいます。肉，魚，卵などの動物性たんぱくのアミノ酸スコアは100です。一方，米は81，大麦は79です。

低たんぱく食事療法において制限されたたんぱく質の利用効率を上昇させるためには，十分なエネルギーを摂取すると同時に，摂取たんぱく質のアミノ酸スコアを可能な限り高くする必要があります。動物性たんぱく質の比率（動たん比）を60％以上にすることで，1日の食事の平均的アミノ酸スコアはおおむね95以上となり，たんぱく質の質を良好に維持することが可能となります。ただし，植物性食品の極度の制限は豆製品，野菜，果物の制限や使用食品数の減少につながり，ビタミンや微量元素の不足を招き，何より患者さんに苦痛を与え，食事療法の長期継続が困難となります。そのため，動たん比を毎日60％以上にする必要はなく，1週間程度の平均で60％以上を目標とすること，また，動たん比の上限を70％程度にすることも大切な配慮です。

3 食品成分表を用い，食事摂取記録をつける

食事療法は他人任せではだめです。自分で摂取した食品とその摂取量を知る必要があります。献立と調理の内容を知ることも大切です。アンケート調査を行ったところ，「低たんぱくの食事療法を正確に実行している患者さん」の特徴は次のとおりです。

①毎日食事記録をつけている。
②毎日食品を計量している。
③毎日食品成分表で栄養計算をしている。

　食品成分表を使って計算することが重要です。私どもの調査では，腎臓病食品交換表や糖尿病食品交換表を使い，正確に低たんぱくの食事療法を実行している患者さんは一人もいませんでした。交換表から食品成分表に切り替えた患者さんは全員，成分表のほうが使いやすい，とおっしゃいますし，正確な食事療法の実行が可能になります。

　その他に食事療法がうまく行えている患者さんの特徴は，
④自分で調理している。
⑤毎日，毎食，主食として低たんぱくの治療用特殊食品を使用している。
⑥外食を控えている。
⑦食事療法にやりがいを感じている。辛さよりもやりがいの方が大きい，と感じている。

4　定期的な自宅での24時間蓄尿を励行し，栄養指導を受ける

　食事療法がしっかりと行えているかを評価することは重要です。2つの方法で評価します。1つは上記の患者さん自身につけていただく食事記録で，もう1つは自宅での24時間蓄尿の実施です。外来受診に合わせ，蓄尿を行っていただきます。平日での実施が困難な方は休日に行います。24時間の尿量を測定し一部を試験管に採っていただきます。受診日でない日の採尿は，試験管を冷蔵庫で凍らせておき，受診日にそれを持参していただきます。24時間の尿量はもちろん，たんぱく質や食塩の摂取量や腎機能（クレアチニン・クリアランス）などが算出できます。

　また，継続的に医師および管理栄養士による栄養指導を受けることももちろん重要です。

5　少量のたんぱく質での満足感を得る

　1日30g程度のたんぱく質摂取の場合，朝・昼・夕に3分割すると毎食10gになってしまいます。3食ともわずかのたんぱく質での食事で満足できなくなります。何も均等に3分割しなくても構いません。朝・昼はたんぱく質がほとんど入らない献立にして夕食にまとめて食べても大丈夫です。そうすれば，夕食は比較的満足できる食事になり，食事療法の継続が可能になります。

6　たまに息抜きする

　毎日厳しい食事の実施を続けることはやはり大変です。たまに制限を考えないで食べたいものを食べることは大丈夫です。筆者の外来では1～2週間に一食，好きなものを食べることを許可しています。普段，食事療法をきっちりと行えている方は，たまの息抜きでデータの悪化は起こりません。

2 実践編

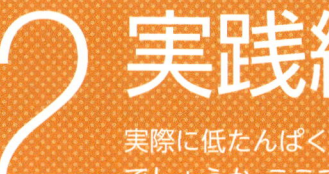

実際に低たんぱく食にするには，何に注意し，どのように実践すればよいのでしょうか。ここでは，具体的な実践方法を述べていきます。

1 本書の発刊目的

　日本腎臓学会によるエビデンスに基づくCKDガイドライン2013では，標準的治療として0.6〜0.8g/kg・標準体重/日のたんぱく質制限を推奨しています。私どもは，長期的な腎機能障害の進行抑制効果，透析療法の遅延を期待し，0.5g/kg・標準体重/日以下のたんぱく質制限に対応可能な，すなわちたんぱく質1日20〜40gの低たんぱくの食事療法が必要な患者さんを対象にレシピを作成しました。

　初めて低たんぱくの食事療法を指示され，何をどうしたらよいかわからず，途方に暮れてしまう患者さんやご家族が大勢いらっしゃいます。「あれも食べられない，これも食べられない，何を食べたらよいかわからない…」と落ち込んでしまう患者さん，その結果，低たんぱくの宅配食，冷凍食品，レトルト食品を食べ続け，献立を考える楽しみ，料理を作る楽しみ，好きなものを食べる楽しみを失い，辛い日々を送っている患者さんも少なくありません。

　そのような方々にとって，献立作成のヒントとなり，料理すること，食べることの楽しさを取り戻し，食事療法に明るい希望が持てますように，と願いながら本書を作成しました。また，低たんぱくの食事療法を実践されている患者さんの中には，「本当は焼き魚や刺身を食べたいのですが，たんぱく質を制限されるとほんの少ししか食べられません。エネルギーも摂れません。それなら食べないほうがましです…」と嘆かれる患者さんが大勢いらっしゃいます。

「野菜は全て茹でこぼさなければならないのでしょうか？もう何年もバナナなど，生の果物を食べていません。これからも生の果物を食べてはいけないのでしょうか？」と切実にご質問される患者さんも大勢いらっしゃいます。そこで，今回のレシピ集では，日頃，栄養指導の現場で聞かれる多くの患者さんの声をもとに，日常の，今日からの食事作りに役立つような，多くの患者さんが慣れ親しんでいる「おふくろの味」「人気の定番メニュー」を中心に取り上げました。たんぱく質を厳しく制限することによって，カリウムも十分に制限できるため，生の野菜・生の果物も多く取り入れました。カリウム制限のための野菜の茹でこぼしは行っておりません。

　この本を低たんぱくの食事療法に慣れるまでのヒントとして利用していただき，それぞれの患者さんが自在にアレンジし，やがてご自分の好みに合ったご自身のレシピを作り上げ，多くの患者さんに低たんぱく食をおいしく，楽しく実践していただければと願っております。

2 本書の特徴

　朝食，昼食，夕食別に献立を作成し，それぞれの食品ごと，料理ごと，1食ごとのエネルギー，たんぱく質，食塩などの栄養量を記載しました。ご自分の指示量に合わせて3食の献立を自在に組み合わせ，1日の献立を作成してください。

　前述しましたが，たんぱく質の配分は例えば1日30gの場合，朝食10g，昼食10g，夕食10gと3食均等にするのではなく，朝食5g，昼食5g，夕食20gというように，家族揃って食卓を囲む夕食に重点を置いて，できる限り多くのたんぱく質を夕食に回すように献立を工夫しました。実際，厳しいたんぱく質制限を長期間継続している患者さんの多くが，このような方法で，家族と同じお料理を楽しんでいらっしゃいます。ただし，エネルギーは不足しないよう，毎食十分に摂取しなければなりません。そのためには，低たんぱくの治療用特殊食品を利用することが重要です。このレシピ集でも，でんぷん製品やその他の低たんぱく治療用特殊食品をご紹介しています。でんぷん製品や低たんぱく米を主食として利用することで，今回ご紹介したレシピのように，普通の食事，すなわち，皆さんがこれまで慣れ親しんでこられた食事と全く変わらない献立が可能となります。

　また，たんぱく質制限が厳しいほど，患者さんは食事作りに苦労されるため，たんぱく質20g，25gの献立のヒントとなるようなレシピを多く取り上げました。

　たんぱく質30～40gの食事療法を行っている患者さんは，ご自分の指示量に合わせて肉や魚などを増やして下さい。制限のために減らすことばかり考えている方にとって，増やすことができる，というだけでも気持ちが楽になり，ストレスから解放されると思います。

　レシピをもとに食材の種類や量を変更するためには，食品成分表が必要です。食品成分表を使いこなし，エネルギー量，たんぱく質，食塩などを計算しながらアレンジし，ご自分のレシピ集に発展させてください。

3 治療用特殊食品の利用

　たんぱく質を制限した上で十分なエネルギーを摂取し，かつ動たん比を60％以上に上昇させるためには，低たんぱくの治療用特殊食品の利用が絶対条件となります。患者さんが治療用特殊食品を使用しないで，通常食品のみで低たんぱく食を実施しようとした場合，食事量全体を減らしてしまうため，著しいエネルギー不足に陥り，栄養障害を起こしやすく，きわめて危険です。治療用特殊食品の利用に当たっては，主食に用いる通常食品を治療用特殊食品に置き換え，ここで除外されたたんぱく質を肉，魚，卵，乳製品などの動物性たんぱく質で充てることが重要です。たんぱく質制限の程度が厳しくなるほど，十分なエネルギーの確保と動たん比を高くすることは困難となりますが，毎食主食に治療用特殊食品を十分に使用することで，たんぱく質制限下にありながら動物性たんぱく質食品の制限が緩和され，ボリューム感のある，自然な形の食事が可能となり，患者さんの満足感が得られます。その結果，厳しいたんぱく質制限の長期継続も可能となります。

4　低たんぱく治療用特殊食品の種類

1　低甘味ブドウ糖重合体製品

エネルギーは砂糖とほぼ同じですが，甘味の程度を砂糖の20％以下に低下させた甘味料。砂糖と同じ甘さにするには砂糖の数倍使用できるため，エネルギー補給に役立ちます。たんぱく質含有量はゼロ。
【例】粉あめなど

2　中鎖脂肪酸製品（medium chain triglyceride：MCT）

通常の油脂食品の長鎖脂肪酸と比べて脂っこくなく，消化吸収がよいため胃もたれせず，下痢しにくい製品。効率よくエネルギーになりやすく，体脂肪を蓄積させない特徴があります。
【例】マクトンオイル，マクトンパウダー，マクトン入り菓子類など。

3　エネルギー補給食品

通常の食品と比べて高エネルギーのゼリーや飲み物。たんぱく質含有量はゼロ。
【例】カルシウムや食物繊維を添加しカリウムを抑えた製品，血糖値が上昇しにくいマルトオリゴ糖を使用した製品など。

4　たんぱく質調整食品

通常の食品から化学的手段によってたんぱく質を大幅に除去した食品。たんぱく質含有量は通常食品の1/2～1/35程度に抑制され，カリウムやリンも少なくなっています。
【例】各種穀類（低たんぱく米など），惣菜，菓子類など。

5　でんぷん製品

小麦やとうもろこしのでんぷん粉末から作られた食品。たんぱく質含有量は0～0.5％に抑制され，エネルギーを十分に含んでいます。

でんぷん製品は主食の硬さや量を調整でき，大量に使用できます。また，調理と味付けに制約がないため，主食のほか主菜，副菜，汁物，菓子などに幅広く利用できることが大きな特徴です。さらにglycemic index（G）が35.2％と小さいため，糖尿病患者にも十分量使用できます。glycemic indexの小さいでんぷん製品は慢性腎臓病で上昇しやすい中性脂肪の上昇も抑制します。一方糖尿病患者に粉飴（GI=97.6％）を大量に使用することは好ましくありません。
【例】各種穀類（でんぷん米など），菓子類など。

低甘味ブドウ糖重合体製品は砂糖の代わり，中鎖脂肪酸製品は油の代わりとして少量しか使用できません。毎日，確実に十分なエネルギーを摂取するためには，主食に用いる通常食品をすべてたんぱく質調整食品やでんぷん製品に置き換えることがポイントです。その結果，除外された植物性たんぱく質を肉，魚，卵，乳製品などの動物性たんぱく質に充てることができ，ボリューム感のある，通常と変わらない食事が可能となります。

5 嗜好飲料の利用

　アルコール類やジュース類はたんぱく質含有量が少ない食品が多く，エネルギー補給として有効に利用できます（表4）。アルコール類については糖尿病や肝疾患の合併がある場合，医師の許可を確認しましょう。ジュース類はカリウムの含有量に注意する必要があります。100％の果汁や野菜ジュースは避けたほうがよいでしょう。

表4 アルコール類のエネルギーおよびたんぱく質含有量（100g当たり）

	エネルギー（kcal）	たんぱく質（g）
清酒	107	0.4
ビール	39	0.3
発泡酒	44	0.1
赤ワイン	68	0.2
白ワイン	75	0.1
焼酎25度	144	0
ウイスキー・ブランデー	234	0

6 治療用特殊食品の経済的負担

　低たんぱく食を始めるに当たり，「治療用特殊食品は高くて買えません」「子ども達の世話になっているので，これ以上負担をかけるわけにはいきません」などと治療用特殊食品による経済的負担を心配され，その使用に躊躇される患者さんや家族が大勢いらっしゃいます。しかし，実際に私どもの病院で提供しているたんぱく質20～40gの食事にかかる食材費と，制限のない普通食（常食）の食材費を比較しますと，普通食と比べてたんぱく質20g食は1か月当たり＋707円，たんぱく質30g食は＋1,281円，たんぱく質40g食は＋2,335円であり，大きな差はありません。すなわち，低たんぱく食を行うために普通の食品よりも高価な治療用特殊食品を購入する一方で，米，麺，パンの購入は不要となり，肉，魚，卵，豆製品，乳製品，野菜，果物，調味料，菓子類，嗜好飲料の摂取は必要最低限に抑えるようになり，外食も減るため，全体の食費としては大した負担増にならない，ということです。必要最低限の食品，すなわち主食に用いる食品のみ購入し，副食や調味料は普通の食品を利用します。実際に低たんぱく食を実行している患者さんについて調査した結果でも，たんぱく質制限の程度が厳しいほど，食材費は低く抑えられています。

　さらに，治療用特殊食品を毎日毎食十分に使用することで，低たんぱく食を正確に実行できるため，高窒素血症の抑制，アシドーシスの抑制，高カリウム血症の抑制，高リン血症の抑制，脂質異常症の改善，血糖コントロールの改善，腎性貧血の抑制，高血圧の改善，浮腫の改善など，さまざまな臨床効果が発揮されます。その結果，これらの治療のために使われる各種薬剤が不要，あるいは使用量が減少し，薬剤費の負担が大幅に軽減する患者さんが大勢いらっしゃいます。さらに大きな視野で考えますと，低たんぱく食の効果によって，透析療法の導入を遅延あるいは透析導入を阻止することができれば，透析治療にかかる1人当たり年間600万円以上の医療費を削減できます。このような効果を期待して，一人ひとりが食事療法に真剣に取り組むことは，非常に大切なことです。

＊治療用特殊食品の主食の中で最も安価なのはでんぷん米です。食パンもでんぷんパンミックスで作れば，既製の低たんぱくパンの半分以下の費用に抑えられます。

7 いざというときの備え

- 体調が悪くて調理ができないとき
- 外出して疲れて帰ってきたとき
- 急な宿泊（葬祭など）
- 災害時（地震，津波，風水害など）

慢性疾患の食事療法は基本的に365日毎日継続しなければなりません。日頃から，非常時に備えて次の品々を用意しておきましょう。

1 低たんぱくの治療用特殊食品，水，薬

少なくとも1週間分，可能ならば1か月分備蓄しておくと安心です。実際，東日本大震災の後，一部の治療用特殊食品の生産や流通が数か月間止まり，多くの患者さんに影響を及ぼしました。薬の備蓄については，主治医と相談しましょう。

2 非常時でも使用可能な調理器具

カセットコンロ，携帯コンロ，予備のガスボンベ，固形燃料，1合炊き炊飯器，小型鍋など。

3 非常時に便利な治療用特殊食品

①体調が悪くて調理ができないとき，外出して疲れて帰ってきたとき，急な宿泊時
パック入りレトルト低たんぱくご飯，でんぷん餅，低たんぱくパン，低たんぱくの各種インスタント食品，レトルト食品，冷凍食品，エネルギー補給用のゼリー，ゼリー飲料，ジュースなど。

②災害時
上記の食品の他，電気，ガスが使えないときに備えてでんぷん米，低たんぱく米，各種でんぷん麺など。

以上の品々は国内旅行，海外旅行の際にも利用できます。実際，旅行先にでんぷん製品とカセットコンロや1合炊き炊飯器を持って行き，長期旅行を楽しんでいる患者さんもいらっしゃいます。

東日本大震災に遭われた患者さんが，1か月後に普段どおり蓄尿を持って診察に来られました。特に腎機能の悪化はみられませんでした。その患者さんは「避難する際，真っ先に蓄尿セットとでんぷん米や低たんぱく治療用特殊食品と薬を持ち出し，避難先でも食事療法を継続しました」とおっしゃっていました。

一方，震災を機に食事療法や薬物療法を中断せざるをえなくなり，病気が悪化した患者さんもいらっしゃいました。

慢性腎臓病の患者さんは用意された炊き出しや仕出し弁当，菓子パンを何日も食べ続けるわけにはいきませんので，どんな非常時でも冷静に，臨機応変に食事療法を継続できるよう，日頃からご自分で万全の対策を立てておくことが大切です。

本書の使い方

　本書は，たんぱく質を1日20〜40gにするように栄養指導された方にお勧めします。

　本書の献立はおおよそ，1日のエネルギー1,700〜1,800kcal，たんぱく質20〜40g，食塩6g未満，で立ててあります。

　目次には各献立の栄養価が掲載されていますので，指示栄養量に合わせて適宜加減できます。また，巻末には1日の献立組み合わせ例とより詳細な栄養価も掲載されています（p.143〜147）ので，ご参考になさって下さい。

　なお，食事療法は，主治医が指示栄養量を出し，管理栄養士が具体的な食事の摂り方を指導しますので，疑問点は必ず主治医や管理栄養士に相談しましょう。

【料理区分】

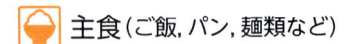

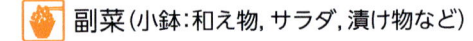

- 主食（ご飯，パン，麺類など）
- 主菜（メインディッシュ：魚・肉・卵・豆腐料理など）
- 主食＋主菜（パスタ，サンドイッチなど）
- 副菜（小鉢：和え物，サラダ，漬け物など）
- 汁物（みそ汁，スープなど）
- その他（果物，デザートなど）

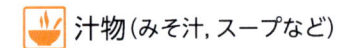

【使用している食品や調味料】

　本書で使用した用語は，卵→鶏卵，塩→食塩，だし汁[※1]→かつお節・昆布混合だし汁，バター→有塩バター，こしょう→白こしょう，みそ→淡色辛みそ，ねぎ→根深ねぎ

　レシピ内「＊」マークのついているものは，低たんぱく質，低塩，低カリウム，低リンの治療用特殊食品です。治療用特殊食品には様々な種類があり，例えば，本書レシピ中のでんぷんパンミックスは，「ジンゾウ先生のでんぷんパンミックス」を使っています。本書で使用している治療用特殊食品については，p.141をご確認下さい。

[※1] 顆粒だし（商品名では本だしなど）については，Na含有量が多く，食塩摂取量が増加しますので，注意が必要です。必ず管理栄養士に相談しましょう。

長期間,食事療法を続けるポイント

　まずは材料を計量することから始めましょう。献立の分量は可食量[※2]になります。

　たんぱく質，食塩，カリウムの制限は，病状によって異なります。主治医に相談して対応しましょう。

[※2] 皮や骨などを除いた，実際に口に入る摂取量のこと。

【 本書で使用しているでんぷん米, 低たんぱくご飯について 】

でんぷん米：献立中のでんぷん米は「ジンゾウ先生のでんぷん米0.1」を使っています。そのままでんぷんご飯にする場合には，もち粉を1割入れて炊いています。栄養価ももち粉を含んだ数値です。

でんぷん米を「ゆめごはん」等のたんぱく調整ご飯に変えたときには，基本的に同じですが，パックのたんぱく調整ご飯を炒飯などして炒める場合は，温めずに使うかレンジにかける時間を短くした方がよいでしょう。指示エネルギーの半分以上を主食で摂取するよう，適時調整して下さい。

【 エネルギーアップ対策 】

目次及び巻末の栄養価：ここでの計算はでんぷん米100gを使用した場合の数値になっています。低たんぱくご飯（ゆめごはん1/25　180g）を食べる場合には，1食当たりのエネルギーはでんぷんご飯より－100kcal，たんぱく質は＋0.1g，カリウムは－7mg（ゆめごはんは0mg），リンは＋10mgになります。特にエネルギーについては，指示エネルギー量に合わせて増やす対策が必要です。

> でんぷん米（100g＋もち粉10g）　397kcal

> ゆめごはん 1/25(180g)　292kcal

低たんぱくご飯を食べる場合，－100kcalを補う対策として糖尿病がなく甘いもの，油ものがお好きな方は，下記の表を参考にしましょう。

● 100kcalの参考例

	重量(g)	エネルギー (kcal)	たんぱく質(g)	食塩相当量(g)
生クリーム(乳脂肪45%)	30（大さじ2）	121	0.5	0
サラダ油	12（大さじ1）	106	0	0
粉飴	25	99	0	0
バター（有塩）	12（大さじ1）	84	0.1	0.2
マヨネーズ（全卵型）	12（大さじ1）	80	0.2	0.2

● 50kcalで組み合わせる場合の参考例

	重量(g)	エネルギー (kcal)	たんぱく質(g)	食塩相当量(g)
春雨(緑豆・乾燥) ※タピオカ 53, くずきり 51 (kcal)	15	52	0	0
はちみつ	15	49	0	0
メープルシロップ	20	53	0	0
ジャム(いちご・高糖度)	20	50	0.1	0

※でんぷんもち（1個100kcal前後）は間食など，手軽なエネルギー補給に便利です。
※医師の許可があればアルコールでエネルギー補給してもよいでしょう（p.18参照）。

嗜好飲料はカロリーが高いものが多いので，エネルギーアップ対策に活用できます。

また普段何気なく飲んでいる飲み物にも，思いのほかたんぱく質が含まれているものがあります。1日に摂取する飲み物もすべて記録し，栄養計算することが大切です。

●嗜好飲料100gあたりの栄養価

食品名	エネルギー	たんぱく質	カリウム	リン	食塩相当量
炭酸飲料・コーラ	46	0.1	Tr	11	0
炭酸飲料・サイダー	41	Tr	Tr	0	0
炭酸飲料・果実色飲料	51	Tr	1	Tr	0
オレンジ・バレンシア・30％果汁入り飲料	41	0.1	57	6	0
グレープフルーツ・20％果汁入り飲料	39	0.1	34	3	0
パインアップル・10％果汁入り飲料	50	Tr	18	1	0
ぶどう・10％果汁入り飲料	52	Tr	3	1	0
りんご・30％果汁入り飲料	46	Tr	24	3	0
スポーツドリンク(ポカリスエット)	25	0	20	—	0.1
スポーツドリンク(アクエリアス)	19	0	8	—	0.1

※Tr（トレース）とは，微量含まれてはいるが，その量が最小記載量に達していないということを示しています。

【 野菜と果物の栄養価表について 】

　献立の野菜を変えたい場合のたんぱく質は〔表a〕を参考にしてください。これは，野菜（生）100g当たりでたんぱく質の少ない順に並べたものです。通常は，たんぱく質が多ければカリウムも多い傾向があります。たんぱく質指示量の範囲で使用量を調整しましょう。

　副菜やみそ汁の具にもよく使われるいも類，きのこ類を変更する場合のたんぱく質は〔表b〕を参考にしてください。これは，主ないも類，きのこ類（生）100g当たりでたんぱく質の少ない順に並べたものです。きのこ類のたんぱく質が多く見えるかもしれませんが，1回の使用量はそれほど多くありませんので，たんぱく質指示量の範囲で使用量を調整しましょう。

　食生活に潤いを与えてくれる果物のたんぱく質は〔表c〕を見ます。これは，日常食べる機会が多い果物100g当たりでたんぱく質の少ない順に並べたものです。食べる量によっては意外にたんぱく質が多くなる場合もあります。たんぱく質指示量の範囲で季節感を楽しみましょう。

100g当たりの野菜栄養価　〔表a〕

主な野菜をたんぱく質（100g当たり）が少ない順に並べてみました。各食品の栄養成分の特徴を知ることで，たんぱく質指示量の範囲で野菜の使用量を調整できます。

食品名	エネルギー (kcal)	たんぱく質 (g)	カリウム (mg)	リン (mg)
ふき(ゆで)	7	0.3	230	15
大根	15	0.3	230	17
とうがん	15	0.3	200	18
セロリー	12	0.4	410	39
かぶ(根)	19	0.5	250	25
レタス	11	0.5	200	22
つるむらさき	11	0.5	210	28
トマト	20	0.5	210	26
にんじん	30	0.6	270	25
白菜	13	0.6	220	33
チンゲンサイ	9	0.7	260	27
青ピーマン	20	0.7	190	22
きゅうり	13	0.7	200	36
玉ねぎ	33	0.7	150	31
にがうり	15	0.7	260	31
なす	18	0.7	220	30
サニーレタス	15	0.7	410	31
うど	19	0.8	220	25
キャベツ	21	0.9	200	27
根深ねぎ	35	1.0	200	27
ごぼう	58	1.1	320	62
緑豆もやし	15	1.2	69	25
かぼちゃ(西洋)	78	1.2	450	43
小松菜	13	1.3	500	45
にら	18	1.3	510	31
さやいんげん	23	1.3	260	41
れんこん	66	1.3	440	74
おかひじき	16	1.4	680	40
オクラ	26	1.5	260	58
ほうれん草	18	1.7	690	47
アスパラガス	21	1.8	270	60
きょうな	23	1.9	480	64
しゅんぎく	20	1.9	460	44
カリフラワー	28	2.1	410	68
ホールコーン(缶)	78	2.2	130	40
あしたば	30	2.4	540	65
たけのこ(ゆで)	31	2.4	470	60
大豆もやし	29	2.9	160	51
なばな	34	3.6	390	86
モロヘイヤ	36	3.6	530	110
ブロッコリー	37	3.8	460	110
芽キャベツ	52	3.9	610	73
そら豆	102	8.3	440	220
枝豆	125	10.3	590	170

100g当たりのいも類・きのこ類・でんぷん類の栄養価〔表b〕

くずきりや春雨もでんぷんでできているため、エネルギー補給に便利です。鍋物、炒め物、酢の物、サラダなどに上手に取り入れましょう。こんにゃくやしらたきは、エネルギー制限しながら、ボリュームアップしたい時に活用するとよいでしょう。

分類	食品名	エネルギー (kcal)	たんぱく質 (g)	カリウム (mg)	リン (mg)
いも類	こんにゃく	5	0.1	33	5
	さつまいも	126	1.0	480	47
	さといも	53	1.2	640	55
	じゃがいも	59	1.3	410	47
	長いも	64	1.5	430	27
きのこ類	なめこ	14	0.7	130	36
	えのきたけ	34	1.6	340	110
	しめじ	22	1.6	370	96
	マッシュルーム	15	1.7	350	100
	生しいたけ	25	2.0	290	87
	エリンギ	31	1.7	340	89
	まいたけ	22	1.2	230	54
でんぷん類	くずきり(乾)	341	0.2	3	18
	春雨(乾)	344	0.2	13	10
	こんにゃく	5	0.1	33	5
	しらたき	7	0.2	12	10

100g当たりの果物の栄養価 〔表c〕

食品名	エネルギー (kcal)	たんぱく質 (g)	カリウム (mg)	リン (mg)
りんご	53	0.1	120	12
梨	38	0.2	140	11
柿	63	0.3	170	14
ぶどう	58	0.2	130	15
すいか	41	0.3	120	8
パインアップル	54	0.4	150	9
桃	38	0.4	180	18
みかん	49	0.4	150	15
いちご	31	0.7	170	31
グレープフルーツ	40	0.5	140	17
オレンジ	42	0.7	140	24
キウイフルーツ	51	0.8	300	30
さくらんぼ	64	0.8	210	17
バナナ	93	0.7	360	27
マスクメロン	40	0.7	340	21
アメリカンチェリー	64	1.0	260	23
アボカド	178	1.6	590	52
干し柿	274	1.0	670	62
干しぶどう	324	2.0	740	90
プルーン	211	1.6	730	69

朝・昼・夕食の
低たんぱく食献立

本書で使う栄養価記号の見方
E エネルギー　P たんぱく質　塩 食塩　K カリウム　リ リン

朝食メニュー

他 柿 30g

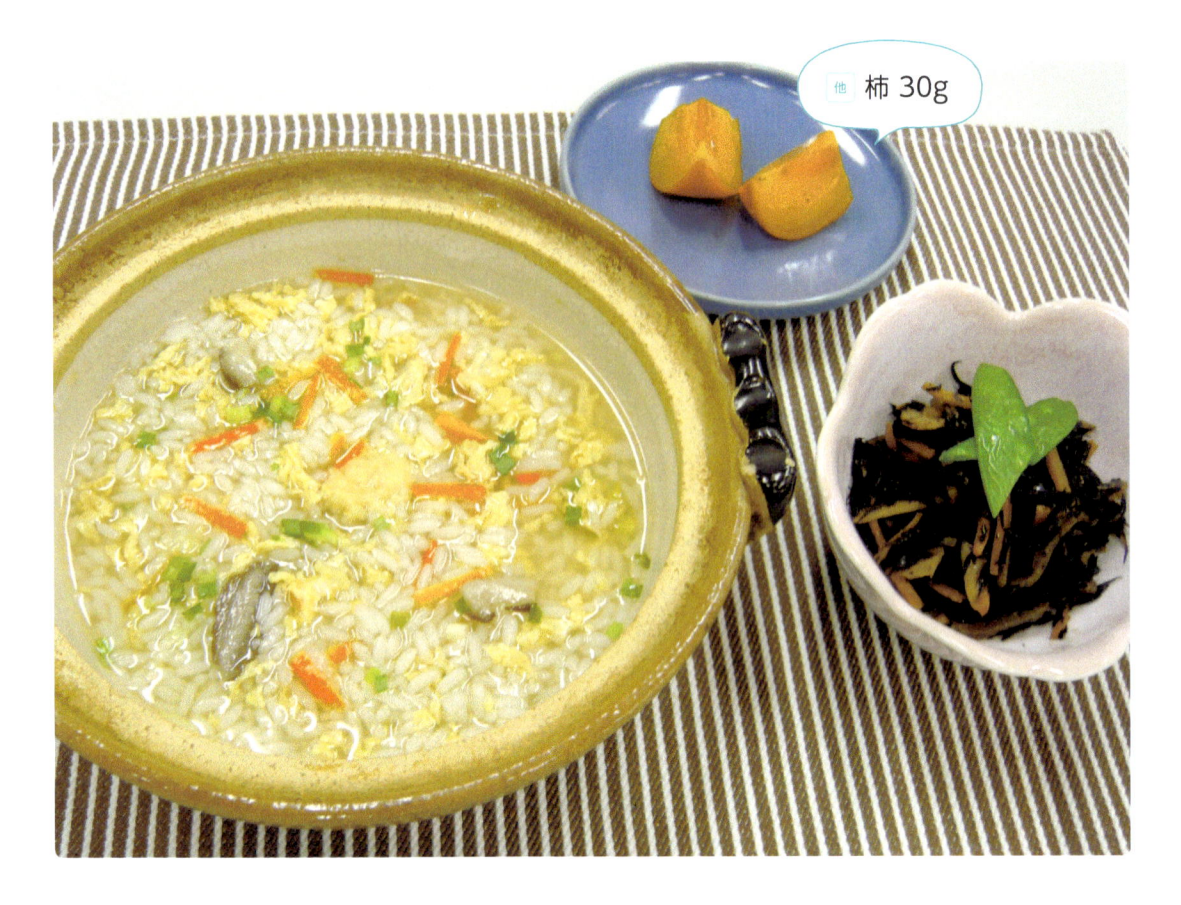

雑炊

主食＋主菜　E 329kcal　P 2.5g　塩 1.3g　K 215mg　リ 78mg

冷える季節にぴったり。土鍋で作れば，熱々のままいただけます。ご飯（でんぷんご飯または低たんぱくご飯）はだし汁を吸って膨らむので，食べる直前に作り，でき立てを召し上がって下さい。冷凍保存したご飯を使う場合は，凍ったままだし汁に入れます。残り野菜を使い，中華だしやコンソメで中華風や洋風にしてもおいしいです。

材料（1人分）

- でんぷん米
  または低たんぱく米＊（炊飯前）……………80g
- 炊飯水…………120〜160gを目安に好みで
- 卵 ………………………………………………15g
- 生しいたけ ……………………………………10g
- にんじん ………………………………………10g
- 小ねぎ ……………………………………………5g
- しょうが …………………………………………2g
- だし割りしょうゆ＊………8g(大さじ1/2弱)
- 塩 ………………………0.5g(ふたつまみ弱)
- だし汁 …………………………200g（1カップ）

作り方

1. 炊飯したご飯はザルに上げ，流水で洗ってぬめりを取る。
2. しいたけはそぎ切り，にんじんはせん切り，小ねぎは小口切りにする。
3. 鍋にだし汁，しいたけ，にんじんを入れて中火にかける。
4. 沸騰したら①を入れてさらに加熱する。しばらく煮込み，だし割りしょうゆと塩を加え，全体をかき混ぜてから溶き卵を回し入れ，蓋をして1分ほど加熱する。
5. 器に盛り，おろししょうがを中央にのせ，周りに小ねぎを散らす。

ひじき煮

副菜 | E 65kcal | P 0.7g | 塩 0.6g | K 293mg | リ 22mg

常備菜として作り置きができます。しょうがを使うと，塩味が薄くても満足感のある煮物に仕上がります。しょうがの香りを十分に引き出すのがポイントです。

材料（1人分）

- ひじき（乾）······································ 3g
- こんにゃく·· 20g
- れんこん·· 10g
- にんじん··· 5g
- さやえんどう······································· 2g
- しょうが··· 1g
- 油·· 3g（小さじ 3/4）
- だし割りしょうゆ *······················ 6g（小さじ 1）
- みりん·· 5g（小さじ 1 弱）
- 砂糖·· 1g（小さじ 1/3）
- だし汁··· 50g（カップ 1/4）

作り方

1. ひじきはたっぷりの水で戻す。こんにゃく，にんじんは2cmくらいの長さに切り，れんこんは薄切りにする。さやえんどうは斜めの細切り，しょうがはせん切りにする。
2. 鍋に油をひいて中火にかけ，しょうがを炒める。香りが出てきたら，ひじき，こんにゃく，れんこん，にんじんを加えて軽く炒める。
3. ②にだし汁とみりん，砂糖を加え，材料が軟らかくなるまで煮たら，仕上げにさやえんどうとだし割りしょうゆを加え，煮汁が少なくなるまで煮る。

朝食メニュー

野菜の栄養（1） 　3大栄養素と5大栄養素

　野菜には3大栄養素はもちろん，各種ビタミンやミネラルが含まれていることはご存じだと思いますが，さらに胃腸の調子を整える食物繊維が含まれています。ほかに，新陳代謝を促す作用，老化や生活習慣病をはじめとする多くの病気に関係する活性酸素を抑える抗酸化作用，殺菌や免疫を高める作用などが注目されており，健康な人では毎日多くの野菜を食べることが推奨されています。本書では知っておいて役立つ野菜の話を述べたいと思います。

●ビタミン，ミネラル

　3大栄養素といえば，私たちが生命を維持していく上で不可欠の熱量源としてなくてはならない栄養素―炭水化物，脂質，たんぱく質を指しますが，これにビタミン，ミネラルを加えて5大栄養素といいます。野菜や果物にはこれらがほどよく，特にビタミンやミネラルが豊富に含まれていて，健康の維持に重要な役割を担っています。ビタミンは3大栄養素の代謝を促すなど，体の機能を円滑にするために必要で，一方，ミネラルは骨や歯を作る，体液のバランスをとる，血液循環を調節する，神経や筋肉の正常な働きを担う，ホルモンや酵素の働きを助けるなど，体の生理作用を調整します。

　昨今では，食の欧米化や外食の普及，便利な生活環境などにより，特に脂質の摂取量が増え，3大栄養素の摂取バランスも崩れてきています。メタボリックシンドロームをはじめ，様々な生活習慣病はこれらの食生活が一因となっています。適度な量の摂取を心がけ，栄養素バランスのとれた健康な食生活を心がけるようにしましょう。

朝食メニュー

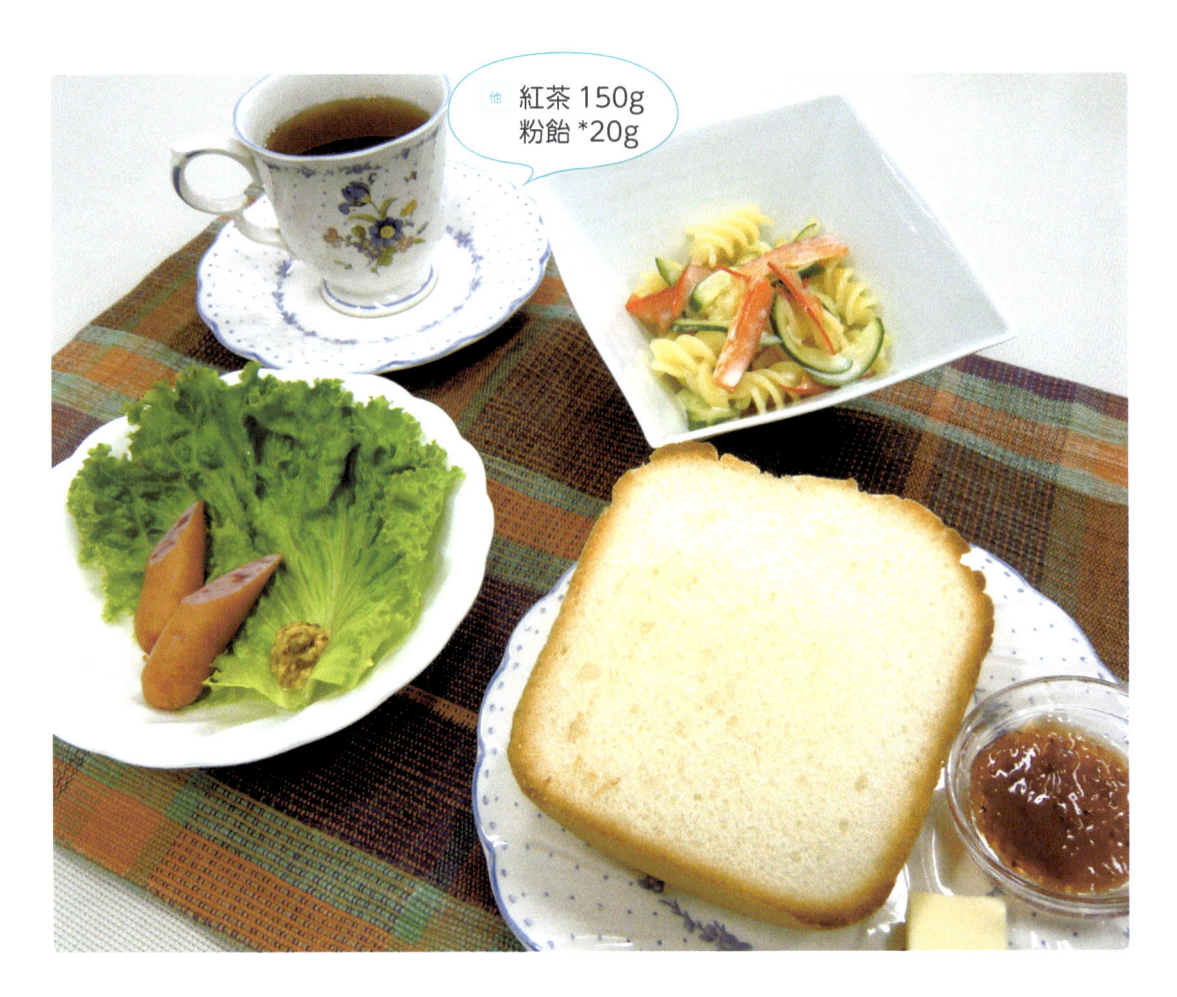

他 紅茶 150g
粉飴 *20g

トースト

主食　E 325kcal　P 0.3g　塩 0.5g　K 26mg　リ 31mg　（5枚切り1枚）

ホームベーカリーがあれば，でんぷんパンミックスで焼き立ての低たんぱくパンが味わえます。しかも手作りにすると低コストで，様々な応用ができます。たんぱく質源になる材料が入りませんので，焼き色は付かず，全体的に白っぽく仕上がります。でんぷん独特の臭いが気にならなければ，りんご酢は入れなくてもよいでしょう。

材料(1斤分)

- でんぷんパンミックス* ………… 320g（1袋）
- ぬるま湯 ……………… 250g（カップ1と1/4）
- オリーブ油 …………………… 13g（大さじ1強）
- りんご酢 …………………… 4g（小さじ1弱）
- ドライイースト（添付のもの）……… 3g（1袋）
- ジャム ………………… 10g（大さじ1/2）
- バター …………………… 5g（小さじ1強）

作り方

1. ホームベーカリーの釜にドライイースト→パンミックス→ぬるま湯→オリーブ油→りんご酢の順に入れ，早焼きコースで焼く。
2. 焼き上がったら型から取り出して少し冷まし，パン切りナイフで好みの厚さに切る。
3. ②をトースターで表面がカリッとするまで焼き，バターとジャムを塗る。

ボイルソーセージ

主菜 | E 69kcal | P 2.3g | 塩 0.5g | K 60mg | リ 47mg

粒マスタードが味のアクセントになっています。ウインナーソーセージはそのまま食べてもおいしいですが，粒マスタードをつけるとスパイシーな味が楽しめます。粒マスタード3g中，食塩は0.1gです。

材料（1人分）

- ウインナーソーセージ………… 20g
- レタス……………………………… 10g
- 粒マスタード……………………… 2g

作り方

1. ウインナーソーセージは切り目を入れ，沸騰した湯で3分ほど茹でる。
2. 皿にレタスを敷き，①をのせて粒マスタードを添える。

マカロニサラダ

副菜 | E 129kcal | P 0.3g | 塩 0.1g | K 35mg | リ 11mg

このマカロニはでんぷん製品です。冷蔵庫で保存すると硬くなるので，1回に食べる分だけ作ることをお勧めします。全卵型マヨネーズは，卵黄型よりたんぱく質が少ないです。

材料（1人分）

- アプロテンたんぱく調整マカロニタイプ* ……20g
- きゅうり…………… 10g
- 赤ピーマン………… 5g
- マヨネーズ（全卵型）……7g（大さじ1/2強）
- 酢 ………3g（小さじ1弱）
- 砂糖 ……2g（小さじ2/3）
- こしょう………………… 少々

作り方

1. マカロニは湯を沸かした鍋に入れて10分ほど茹で，ザルに上げて流水で急冷する。
2. きゅうりは薄切りにし，赤ピーマンは長さ2cm程度の薄切りにする。
3. ボウルに調味料を入れ①，②を加えて混ぜる。

野菜の栄養（2）　食物繊維

●食物繊維って何？

炭水化物は，糖質と食物繊維の2つで構成されていますが，このうちヒトの消化酵素で消化できないものを食物繊維と総称します。これらは，野菜をはじめ果物や穀類，海藻などにも多く含まれています。栄養学的に役立たない成分と考えられていましたが，現在では私たちの健康維持に重要な栄養素と考えられるようになりました。実際に，厚生労働省による健康な日本人の食事摂取基準においても，腎臓病の方にはあてはまりませんが食物繊維摂取の目標量として，健康な成人男性で19g/日以上，成人女性で17g/日以上摂取するよう推奨されています。

水に溶ける「水溶性食物繊維」と溶けない「不溶性食物繊維」に分けられますが，水溶性のものは腸管内でゼリー状となってゆっくり移動し，糖質の吸収を緩やかにし血糖値の急上昇を防いだり，コレステロールを吸着して便中に排出させ血中での上昇を防ぎます。ゆっくり移動するのでお腹を空きにくくする働きもあり，食べすぎを防いでくれます。不溶性のものは消化管内で水分を吸収し膨らむことで便の量を増やし，腸の動きを高めて便通をよくします。両者ともビフィズス菌を増加させ，整腸作用もあるとされています。

以上のような作用から，食物繊維には糖尿病や動脈硬化，高血圧，さらに大腸がんなどの予防効果などが期待されています。アンチエイジングや肥満予防の面からも注目されています。

朝食メニュー

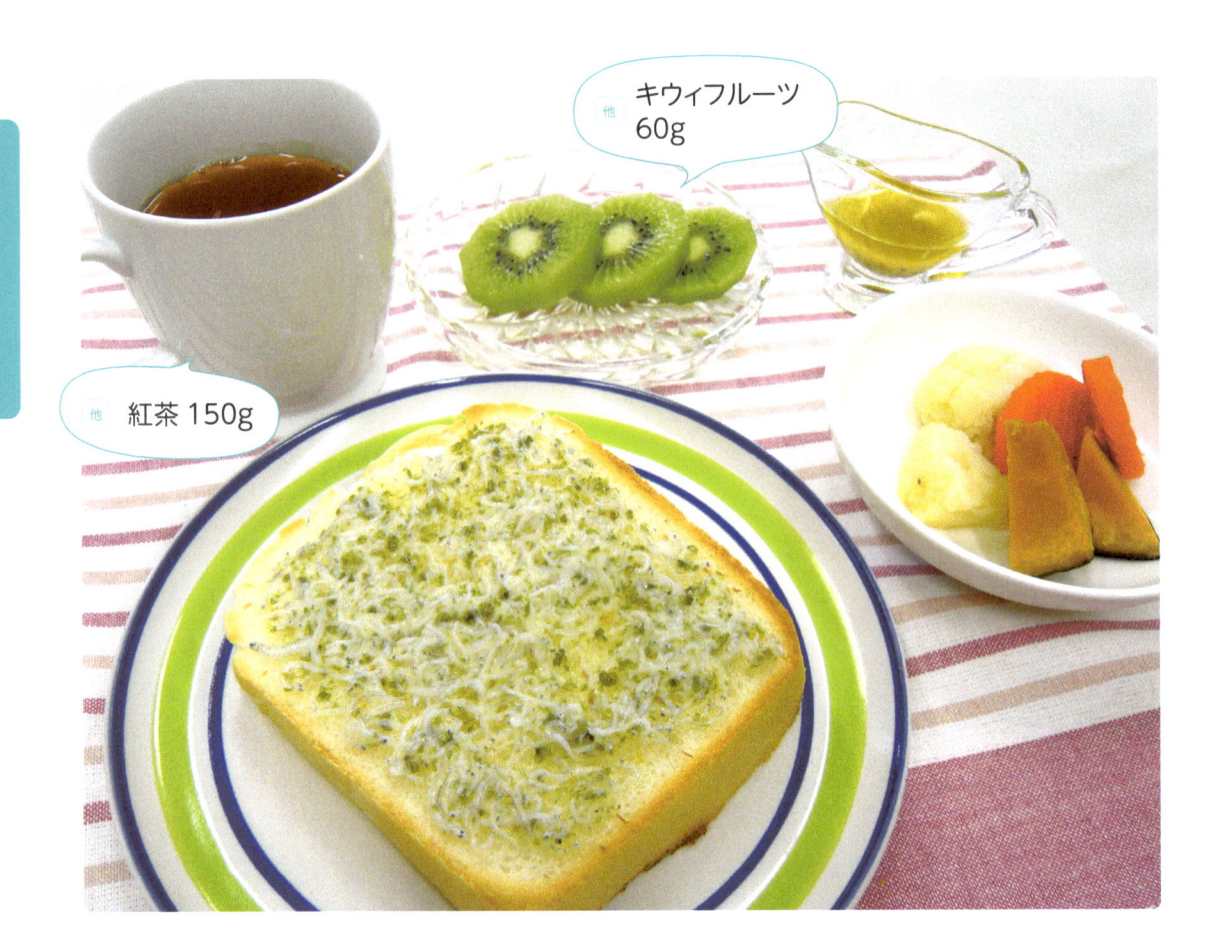

他 キウィフルーツ 60g

他 紅茶 150g

ホットサラダ

副菜　E 90kcal　P 1.0g　塩 0.3g　K 258mg　リ 38mg

野菜は電子レンジで加熱したり，冷凍野菜を使うと手軽にできます。野菜が温かいうちにドレッシングをかけることで，味が浸透します。ドレッシングは作り置きできますが，粒マスタードが沈殿しやすいので，食べる前によく混ぜましょう。

材料（1人分）

- カリフラワー……………………………30g
- かぼちゃ…………………………………20g
- にんじん…………………………………15g
- オリーブ油………………………6g（大さじ1/2）
- 酢…………………………………5g（小さじ1）
- 粒マスタード……………………………2g
- 塩………………………0.2g（ひとつまみ弱）
- こしょう…………………………………少々

作り方

1. カリフラワーは小房に分け，にんじんは0.5cm厚さの輪切りにし，かぼちゃは食べやすい大きさの薄切りにする。
2. 鍋に水を入れて火にかけ，にんじんを入れて軟らかくなるまで茹で，取り出す。次にカリフラワーとかぼちゃを同様に茹でる。
3. ドレッシングを作る。小ボウルに酢，粒マスタード，塩，こしょうを入れて軽く混ぜ，オリーブ油を少しずつ混ぜながらよく攪拌する。
4. 茹でた野菜を皿に盛り付け，上から③をかける（または③を別添えにする）。

じゃこトースト

主食+主菜 | E 343kcal | P 2.4g | 塩 1.0g | K 39mg | リ 80mg

トーストを和風にアレンジ。しらす干し，青のりはお好みで増減し，しらす干しの代わりに桜えびや粉チーズを使ってもよいでしょう。

材料(1人分)

- でんぷんパンミックスで
  焼いたパン ……………………… 100g (1/5斤)
- しらす干し ………………………………… 10g
- マヨネーズ ……………… 10g（大さじ1弱）
- 青のり ………………………………………… 0.1g

作り方

1. しらす干し，マヨネーズ，青のりを混ぜ合わせる。
2. ①をでんぷんパンに塗り広げ，オーブントースターで表面が軽くカリッとするまで3〜5分焼く。

朝食メニュー

野菜の栄養(3) フィトケミカル

●新しい栄養成分 フィトケミカルって何？

最近，フィトケミカルという言葉を耳にすることが多くなりました。ファイトケミカルと呼ばれることもあります。フィト(phyto)とは「植物の」という意味なのでphytochemical，すなわち植物由来の化学物質ということになります。通常の身体機能維持には必要とされないのですが，健康によい影響を与えるかもしれない植物由来の化合物として注目され，解明に導く研究が行われています。

植物は，太陽の紫外線や害虫などの外敵から自分を守るために色素や香り，苦味，辛味などをもったフィトケミカルを作り出すといわれています。これらを摂取することで，体のサビともいわれる活性酸素を除く抗酸化作用や，免疫力を高める作用，さらに老化や多くの病気の予防，一部ではがんの抑制にも役立つのではないかと注目されています。フィトケミカルは，主に野菜や果物に含まれ，新しい栄養素としても注目されています。

代表的なフィトケミカルは，以下のものがあります。

ポリフェノール	光合成によりできる物質で，色素やアクなどの成分。ぶどうやブルーベリーに含まれるアントシアニン，緑茶に含まれるカテキン，大豆イソフラボンなど。
カロテノイド	色素成分。トマトの色素成分のリコピン，かぼちゃやにんじんに入っているβカロテン，とうがらしのカプサイシン，鮭，えびなどに入っているアスタキサンチンなど。
硫黄化合物	香り成分のもと。キャベツや大根に含まれるイソチオシアネートなど。
糖関連物質	海藻に入っているフコイダン，きのこに含まれるβグルカンなど。
柑橘類	香りや苦み成分。リモネン，しょうがのショウガオールなど。

よく耳にするこれらの成分は，フィトケミカルの仲間とされています。

朝食メニュー

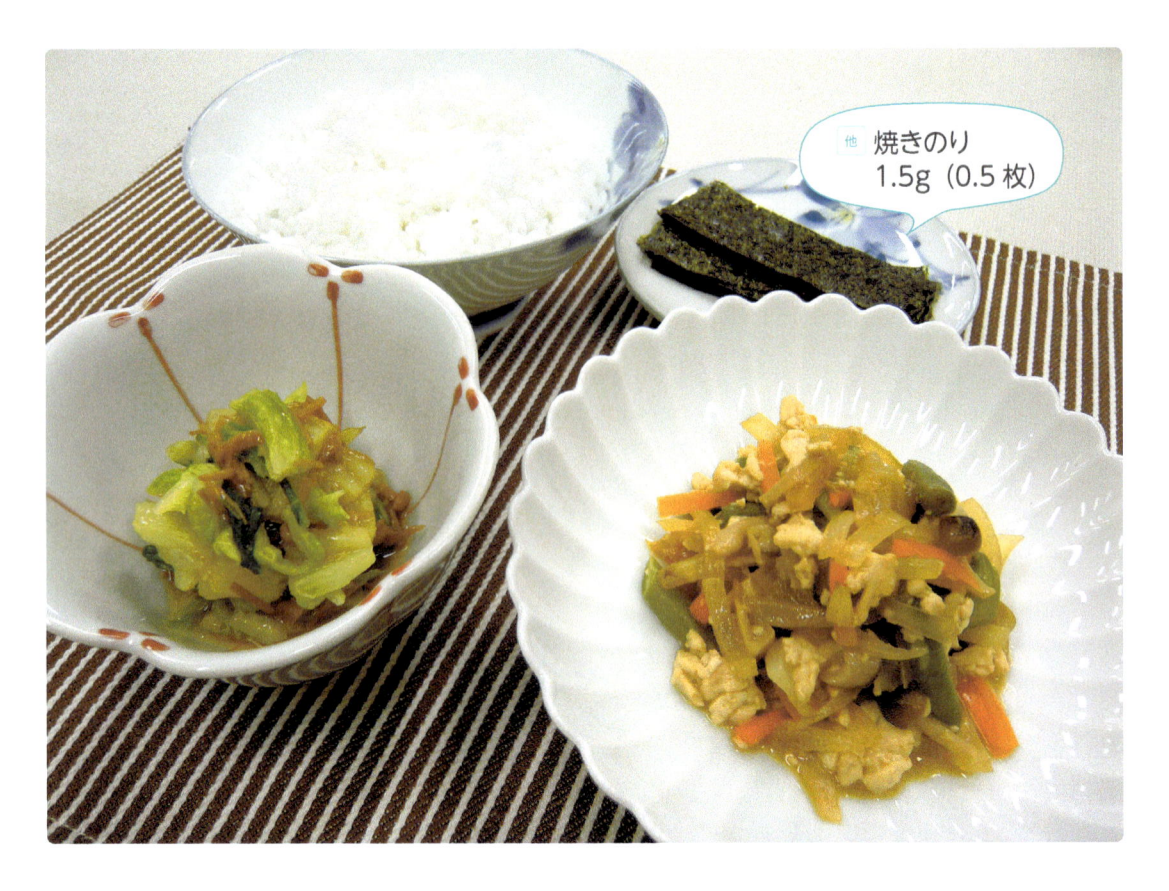

他 焼きのり 1.5g（0.5枚）

炒り豆腐

主菜　E 88kcal　P 3.4g　塩 0.5g　K 225mg　リ 64mg

絹ごし豆腐は，木綿豆腐に比べて重量当たりのたんぱく質量が少なめです（100g当たりのたんぱく質量：絹ごし豆腐5.3g，木綿豆腐6.7g）。料理や嗜好に合わせて使い分けるとよいでしょう。

材料（1人分）

- 絹ごし豆腐 ······················· 50g
- 玉ねぎ ···························· 20g
- にんじん ··························· 10g
- さやいんげん ······················ 10g
- しめじ ···························· 10g
- 油 ························ 3g（小さじ1弱）
- だし割りしょうゆ* ········ 6g（小さじ1）
- みりん ···················· 5g（小さじ1弱）
- だし汁 ···················· 50g（カップ1/4）

作り方

1. 絹ごし豆腐は電子レンジで加熱するか，適当な大きさに切って茹で，ザルに上げて水気を切る。
2. 玉ねぎ，にんじんは2cm長さくらいの薄切りにし，さやいんげん，しめじも大きさを揃えて切る。
3. 鍋に油をひいて中火にかけ，②を炒める。玉ねぎが透き通ってきたら①を崩しながら入れる。
4. だし汁，だし割りしょうゆ，みりんを加えて煮汁が少なくなるまで炒り煮する。

白菜のなめたけ和え

副菜 E 21kcal　P 0.9g　塩 0.6g　K 224mg　リ 49mg

市販のなめたけ瓶詰を調味料代わりに使って簡単にできます。なめたけは15gでたんぱく質0.4g，食塩0.6gが含まれます。なめたけ以外にのり佃煮を使ってもよいでしょう。

材料（1人分）

- 白菜 ……………………………………… 80g
- なめたけ（瓶） ………………………………… 15g

作り方

1. 白菜は適当な大きさに切る。沸騰した湯で軟らかく茹で，ザルに上げて冷ます。
2. 水気を絞った①になめたけを加えて和え，器に盛り付ける。

朝食メニュー

野菜と1日の摂取量　野菜は1日にどのくらい食べればよい？

　5大栄養素であるビタミンとミネラルを多く含む野菜ですが，厚生労働省では健康的な食生活のために，1日に350～400gの野菜を摂ることを推奨しています（野菜を食べる量が制限されていたり，低たんぱく食事療法を行っている患者さんは，野菜に含まれているカリウムやたんぱく質の量の問題があるので，摂取量は医師や栄養士に相談して下さい）。野菜350～400gというとどのくらいの量でしょうか。

　厚生労働省の研究事業において，野菜を使った副菜の小鉢（皿）は，平均で約60～70gの重量であることがわかりました。そこで野菜約70gを小皿1つの"単位"と考えると，野菜350g食べるためには，

[70g（1皿）× 5皿 ＝ 野菜350g]

となります。

　朝食に1皿，昼食に2皿，夕食に2皿を食べるなど，分けて食べる工夫をしてみましょう。

　平成17年に厚生労働省と農林水産省が発表した「食事バランスガイド」から抜粋した料理例をお示ししてみます。

1つ分 ＝ 野菜サラダ ＝ きゅうりとわかめの酢の物 ＝ 具たくさん味噌汁 ＝ ほうれん草のお浸し ＝ ひじきの煮物 ＝ 煮豆 ＝ きのこソテー

2つ分 ＝ 野菜の煮物 ＝ 野菜炒め ＝ 芋の煮っころがし

1皿分＝70g，2皿分＝140g

　副菜：主にビタミン，ミネラル，食物繊維の供給源である野菜，いも，豆類（大豆を除く），きのこ，海藻などを主材料とする料理が含まれます（1つ＝主材料の重量約70g）。

朝食メニュー

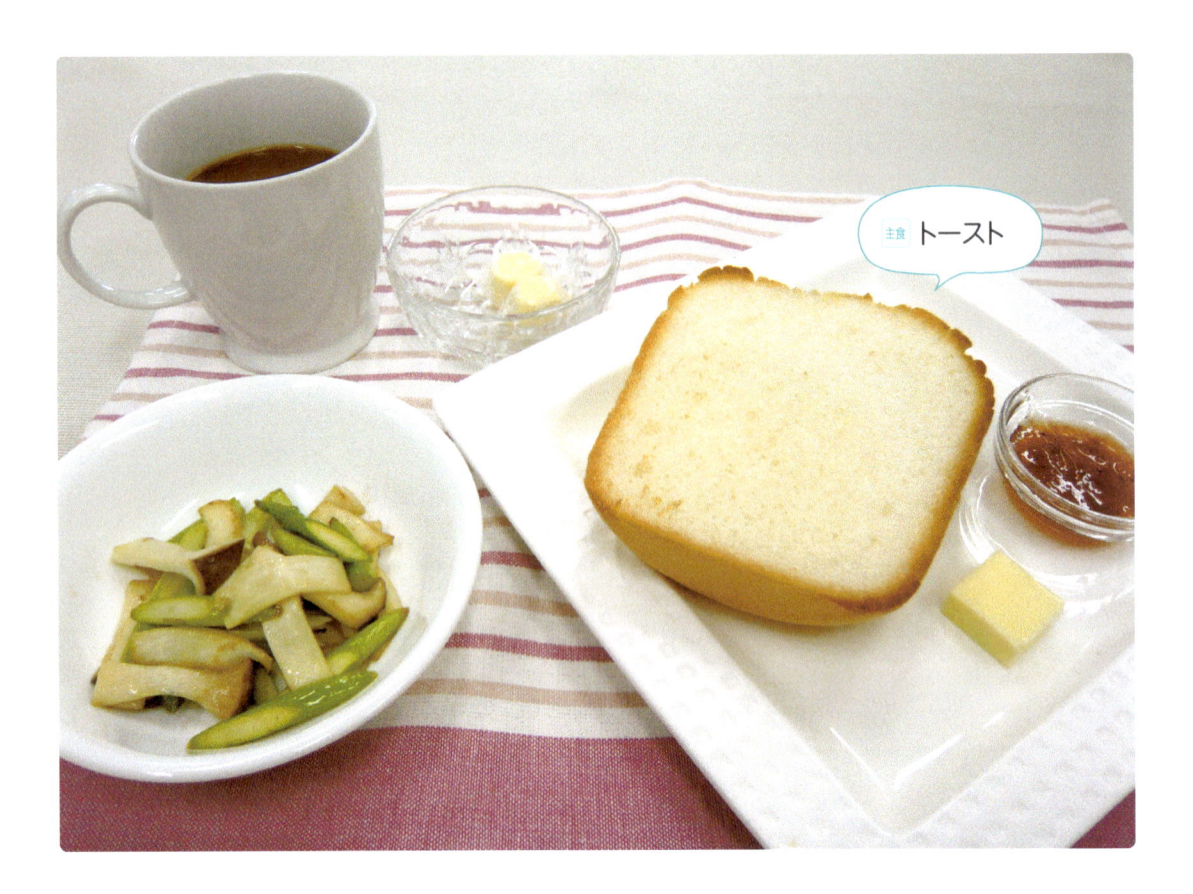

主食 トースト

エリンギとアスパラガスのソテー

主菜　E 52kcal　P 0.9g　塩 0.1g　K 157mg　リ 39mg

調味料はこしょうだけですが，バターを使い，塩味とバターのコクを加えます。野菜なら何でも合います。アスパラガスが硬い場合はさっと茹でてから炒めて下さい。ご飯のおかずにする場合は，オイスターソースやしょうゆで味付けしてもよいでしょう。

材料（1人分）

- エリンギ……………………………………30g
- アスパラガス………………………………20g
- バター……………………… 3g（小さじ1弱）
- オリーブ油………………… 2g（小さじ1/2）
- こしょう……………………………………少々

作り方

1. エリンギは半分の長さにして薄切りにし，アスパラガスは大きく斜め薄切りにする。
2. フライパンにオリーブ油を入れて熱し，アスパラガスを炒める。少し火が通ったら，エリンギも加えてさらに炒める。
3. 仕上げにバターを加えて全体にからめ，こしょうで味をととのえる。

キャンディチーズ

E 31kcal　P 2.2g　塩 0.3g　K 6mg　リ 73mg

材料（1人分）

・プロセスチーズ(キャンディタイプ) ……… 10g

コーヒー

E 40kcal　P 0.4g　塩 0.0g　K 75mg　リ 15mg

材料（1人分）

・コーヒー粉末(インスタント) ………………… 2g
・コーヒーホワイトナー …………………………… 5g
・グラニュー糖 ………………… 6g(大さじ1/2)
・熱湯 …………………………………………… 150g

朝食メニュー

春を告げる野菜

●ホワイトアスパラガス ── 光を当てずに育てる？──

　ホワイトアスパラガスの品種は，実はグリーンアスパラガスと同じです。土を盛り，光を当てずに土中で育てるため，きれいな白いアスパラに育ちます。日が当たらないうちに芽を出す前のわずかな盛り上がりを見つけ，収穫します。最近は土を盛るのに手間とコストがかかるため，「遮光フィルム」を用いたハウスでの大量栽培の研究が進んでいるようです。グリーンアスパラガスは羽のような部分が葉ですが，茎の部分で光合成をして栄養を作っています。茎に光が当たらないホワイトアスパラガスの栄養価は，ビタミンCが少し含まれている程度です。

　ここで少し疑問が…。栄養があまり含まれておらず，手間がかかるのになぜ作るのでしょう。16世紀のイタリアのとある村で，不作で農作物が全く採れなかった年に，いもを探そうと地面を掘ったとき，偶然出てきたのがホワイトアスパラガス。食べてみると，甘みを含んだみずみずしい味，そのおいしさはヨーロッパ全土に広まり，春を告げる野菜，風物詩として大事に育てられてきました…という有力な説があるようです。いくつかの地域では高貴な野菜として楽しまれているとのこと，そんな話を思い出しながら食してみて下さい。

　ちなみにグリーンアスパラガスはカロテンが多い緑黄色野菜です。

朝食メニュー

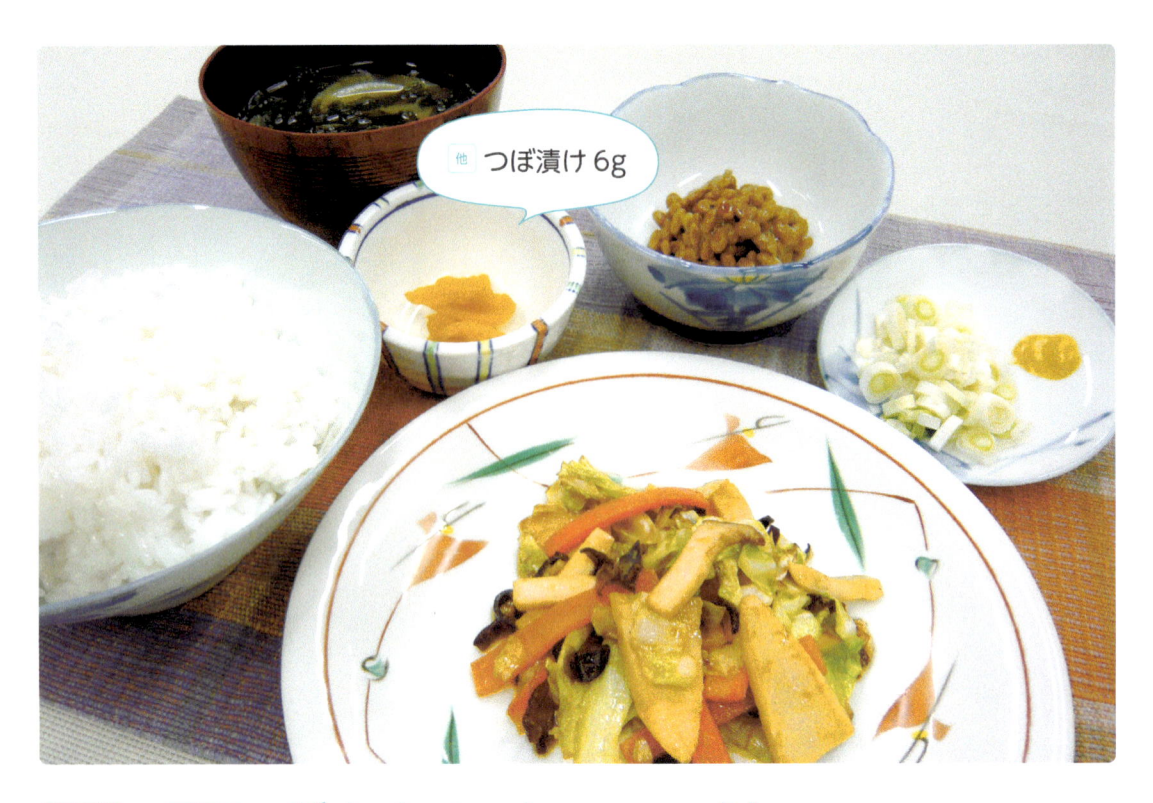

他 つぼ漬け 6g

玉ねぎとわかめのみそ汁

汁物　E 23kcal　P 1.0g　塩 1.0g　K 126mg　リ 32mg

みそを入れた後は，香りが消えないよう，沸騰する直前に火を止めましょう。

材料（1人分）

- 玉ねぎ……………………………… 30g
- わかめ(乾)………………………… 1g
- みそ ………………… 5g（小さじ1弱）
- だし汁 …………… 100g（カップ1/2）

作り方

1. 玉ねぎは縦半分に切り2cmくらいの幅に切る。わかめは水に浸けて戻す。
2. 鍋にだし汁を入れ，玉ねぎを加えて中火にかける。
3. 玉ねぎが軟らかくなったら，みそを加えよく溶かし，わかめを加えて，沸騰する直前に火を止める。

納豆

副菜　E 56kcal　P 3.8g　塩 0.1g　K 186mg　リ 53mg

朝食の定番メニュー！ ご飯も進みやすい一品です。お好みで焼きのりもどうぞ。ねぎを加えてボリュームを出しています。付いているタレを使わず，だし割りしょうゆを使うことで減塩できます。タレの量を調整して利用してもよいでしょう。

材料（1人分）

- 納豆 ………… 25g
- ねぎ ………… 10g
- だし割りしょうゆ * ………… 2g
- 練りからし ………………… 0.5g

作り方

1. ねぎは小口切りにし，小皿に盛り付ける。
2. 器に納豆を入れ，だし割りしょうゆと練りからしを加える。

野菜のオイスターソース炒め

主菜　E 62kcal　P 1.4g　塩 0.9g　K 172mg　リ 37mg

野菜はチンゲンサイやほうれん草などを使ってもおいしくできます。オイスターソースは「かき油」ともいい，カキの旨味を生かした調味料です。オイスターソース7gで食塩0.8g含まれます。コクのある味がご飯と合います。

材料（1人分）

- キャベツ……………………………………40g
- たけのこ（水煮）……………………………10g
- にんじん……………………………………10g
- エリンギ……………………………………10g
- きくらげ（乾）………………………………0.5g
- 油………………………………3g（小さじ1弱）
- オイスターソース……………7g（小さじ1強）
- だし割りしょうゆ*……………2g（小さじ1/3）
- ごま油…………………………1g（小さじ1/4）
- こしょう……………………………………少々

作り方

1. キャベツは1cm幅のざく切り，たけのこ・にんじんは3cm長さの短冊切り，エリンギは3cm長さの薄切りにする。きくらげは湯で戻し，1cm幅に切る。
2. フライパンに油をひき，中火にして①を入れて炒める。
3. 火が通ったらオイスターソースとだし割りしょうゆを加えて炒め，仕上げにごま油，こしょうを加える。

鮮度が落ちやすい野菜（1）

●たけのこ　── たけのこはその日のうちに食べる？──

　たけのこは鮮度劣化が早い野菜です。朝堀ったものはその日のうちに食べるのがよいといわれるほど。時間が経つごとにえぐみも増します。名産地のものを選ぶより，住んでいる地域に近い産地のものを食べるほうがおいしい場合もあるともいえます。

　たけのこは穂先が土から出て日に当たるとえぐみが増し，皮の色も濃くなります。穂先が濃い緑色のものは採り遅れて硬さも出てくるため，穂先が黄色っぽいものを選びましょう。太くて短くずんぐりとしていて，皮は薄茶色でツヤのよいもの。根元のイボが赤色になっておらず，切り口がみずみずしいものがよいでしょう。たけのこは栄養価は高くありませんが，旨みのもととなるグルタミン酸やアスパラギン酸を含んでいます。アスパラギン酸は疲労回復にもよいとされています。根元の硬い部分はサクサクした食感を生かしながらの炊き込みご飯，軟らかい先は酢の物や和え物などにするのもよいでしょう。

　毎年桜前線の後，10日遅れで来るのがたけのこ前線。たけのこ狩りに行く方は目安にしてみてはいかがでしょうか。筆者もたけのこが好きな両親に連れられてたけのこ狩りに行ったことがありますが，かなり掘るので運動になりますね。

　たけのこは，カリウム含有量が高めです。注意して下さい。たけのこを含め，とうもろこし，枝豆，アスパラガスなど鮮度劣化の早い野菜は，住んでいる地域に近い産地のものを選ぶとよいでしょう。

朝食メニュー

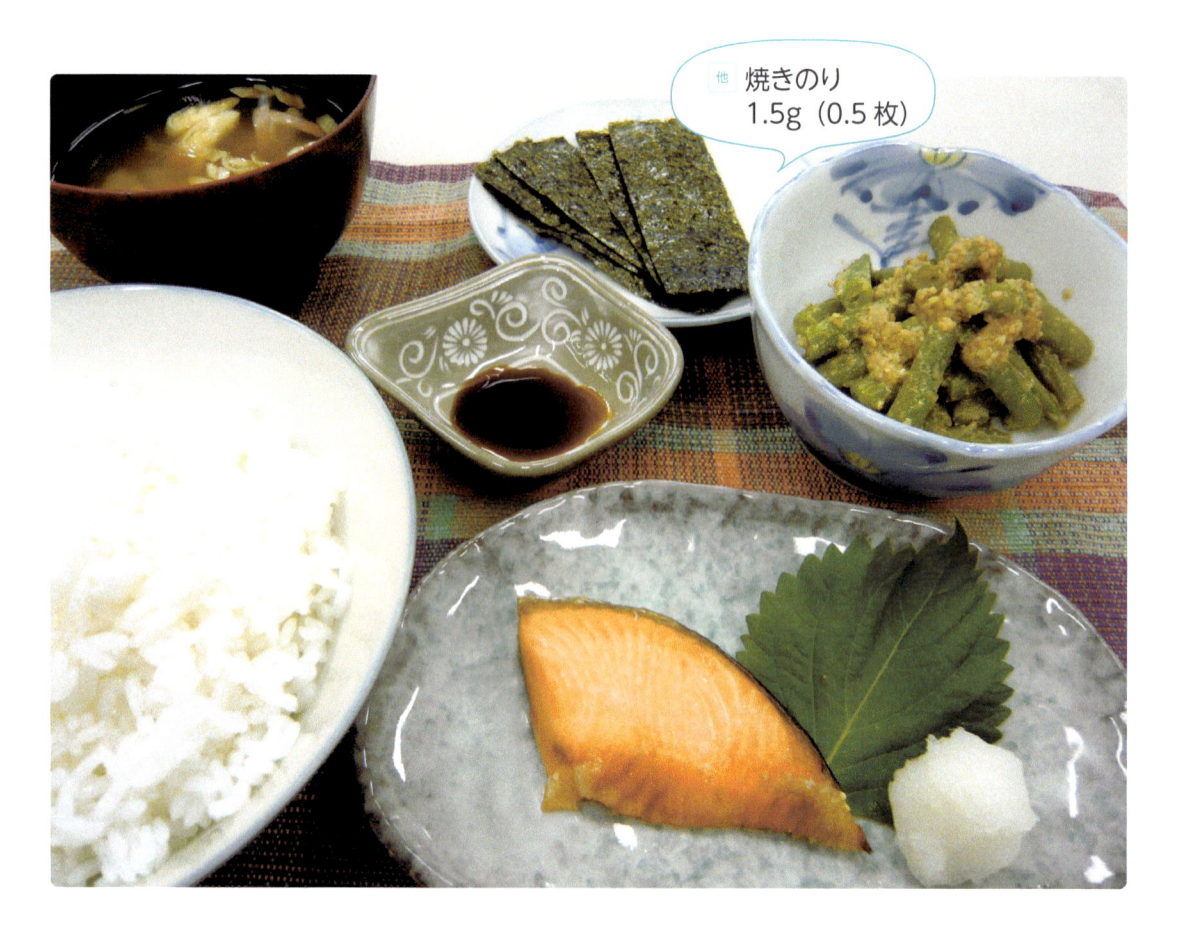

他 焼きのり
1.5g（0.5枚）

焼き魚
主菜　E 44kcal　P 5.9g　塩 0.2g　K 179mg　リ 79mg

低たんぱく食でも和食の定番料理を楽しみましょう。ご飯が進みます！　甘塩鮭は30gで0.8gの食塩が含まれます。焼き魚で減塩をするには，生魚を使い，①塩をして焼き，そのまま食べる，②塩を振らずに焼き，レモンやすだちを絞って食べる，などの工夫があります。

材料（1人分）

- 生さけ……………………………………30g
- 大根………………………………………30g
- だし割りしょうゆ *…………2g（小さじ1/3）
- しそ………………………………………1枚

作り方

1. 鮭は両面にだし割りしょうゆをかけてしばらく置き，グリルで焼く。
2. 大根はおろし金ですりおろし，軽く水気を切る。
3. しそを敷いた皿に鮭を盛り付けたら，②を添える。

いんげんのごま和え

副菜　E 49kcal　P 1.8g　塩 0.2g　K 155mg　リ 51mg

ごまをよくすることで，香ばしさが増します。その日，家庭にある野菜，きのこ，こんにゃくなどでアレンジしましょう。市販の練りごまを使うといつでも手軽に作れます。砂糖を加減してお好みの甘さに仕上げましょう。

材料（1人分）

- さやいんげん……………………………………50g
- 炒りごま…………………………………………5g
- だし割りしょうゆ *…………3g（小さじ1/2）
- 砂糖…………………………1g（小さじ1/3）
- だし汁………………………5g（小さじ1）

作り方

1. さやいんげんはすじがあれば取り，沸騰した湯に塩をひとつまみ（分量外）入れて茹で，ザルに上げる。
2. 和え衣を作る。炒りごまをすり鉢に入れてすりこ木でよくすり，あたりごまにする。さらに砂糖，だし割りしょうゆ，だし汁を加えてよく混ぜる。
3. ①を食べやすい長さに切り，②で和える。

なすとみょうがのみそ汁

汁物　E 15kcal　P 0.8g　塩 0.7g　K 132mg　リ 26mg

材料（1人分）

- なす………………20g
- みょうが…………5g
- みそ…………5g（小さじ1弱）
- だし汁……100g（カップ1/2）

作り方

p.36参照

野菜の選び方 (1)

ここで新鮮でおいしい野菜の選び方を紹介しましょう。

● 豆類（枝豆，さやいんげん，さやえんどう，そら豆など）

　さやの色が鮮やかでみずみずしく，ハリのあるものを選びましょう。枝豆やそら豆は，買ったその日のうちに食べましょう。その日に食べない場合，枝や根付きの枝豆なら，鮮度や甘みの減少をかなり抑えられます。20℃で2日保管の場合，さやだけのものは収穫後と比べ糖度が50%減少しますが，枝付きの場合では収穫直後の糖度とあまり変わらず味わえます。そら豆はさやから出すと糖度が減少したり硬くなることもありますので，注意が必要です。

● なす

　皮の色が濃く，ツヤとハリがあり傷がないものがお勧めです。切り口がみずみずしく，ヘタがぴんと張り，棘が痛いくらい尖っているものほど新鮮です。実がヘタの大きさに比べて小さいなすは未熟なものです。

朝食メニュー

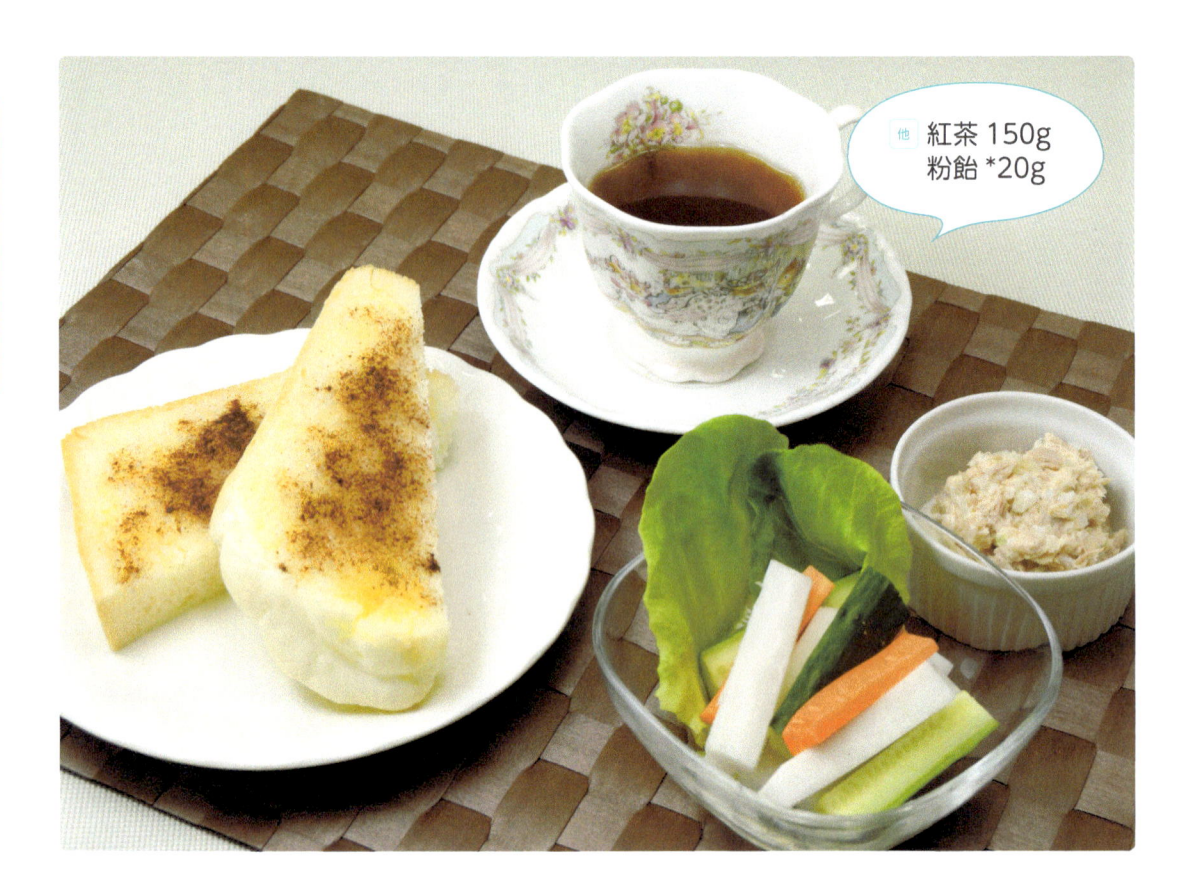

他 紅茶 150g
粉飴 *20g

🍚 主食 シナモントースト

E 345kcal　P 0.3g　塩 0.6g　K 20mg　リ 30mg

パンに塗って焼くだけの簡単調理。トーストのアレンジで，シナモンシュガーを使うと便利です。バニラシュガーやはちみつに変えてもおいしくできます。エネルギー補給におやつで食べてもよいでしょう。無塩バターにするとさらに減塩できます。

材料 (1人分)

- でんぷんパンミックスで
  焼いたパン……………………… 100g (1/5斤)
- バター………………………… 8g (大さじ 2/3)
- グラニュー糖………………… 6g (大さじ 1/2)
- シナモン粉……………………………… 適量

作り方

1. でんぷんパンにバターを塗る。
2. ①の上にグラニュー糖とシナモンを振りかける。
3. オーブントースターで表面がカリッとする程度に焼く。

ツナのディップサラダ

副菜 | E 160kcal | P 4.8g | 塩 0.5g | K 234mg | リ 70mg

野菜をスティック状に切り，ディップにしていただきます。お好きな野菜でどうぞ！ マヨネーズは食塩含有量が少なく，エネルギーが多い調味料です。卵黄よりも全卵で作られたマヨネーズのほうがたんぱく質が少ないのでお勧めです。栄養表示を見て選びましょう。

材料（1人分）

- 大根 ……………………………………… 30g
- きゅうり ………………………………… 20g
- にんじん ………………………………… 10g
- サラダ菜 ………………………… 3g（1枚）

【ツナディップ】
- ツナ（油漬け缶） ……………………… 30g
- 玉ねぎ …………………………………… 10g
- マヨネーズ（全卵型） ……… 10g（大さじ1弱）
- こしょう ………………………………… 少々

作り方

1. ツナディップを作る。玉ねぎはみじん切りにして小ボウルに入れ，軽く油切りしたツナとマヨネーズ，こしょうを加えて混ぜ，器に盛る。
2. 大根，にんじんは長めの拍子木切りにし，きゅうりは大根，にんじんと長さをそろえて切り，放射状に4～6等分に切る。
3. 皿にサラダ菜を敷き，②を盛り付け，①のツナディップを別に添える。

朝食メニュー

野菜の働き（1）

●玉ねぎ ── 切るとなぜ涙が出るの？ ──

玉ねぎを切るときに涙が出るのはつらいですよね。これは切ったときに細胞から出てくる香りの成分である硫化アリルの一種─アリインが酵素によって化学反応を起こし，アリシンという催涙物質に変化するためです。硫化アリルは，ビタミンB_1の吸収を促進し新陳代謝を活発にするので，疲労回復によいとされます。にんにくやにらなどにも同じ成分が入っています。また，コレステロールの代謝を促し，血液をサラサラにするともいわれています。

切るときの涙を抑えるには，切り口や包丁を水でぬらして換気をよくしながら切ると，催涙物質の飛散を抑えられます。冷やして身を引き締めてからよく切れる包丁で手早く切る，また繊維に垂直に切るよりも，繊維に沿って切るのも発散が抑えられる一つの方法です。

その他，玉ねぎにはたんぱく質や脂質の代謝に必要なビタミンB_6が比較的多く含まれるので，肉などのたんぱく質と一緒に摂るのがよいでしょう。

ちなみに玉ねぎは，根ではなく，厳密にいうと葉なんですよ。にんにくやらっきょうも同じです。

朝食メニュー

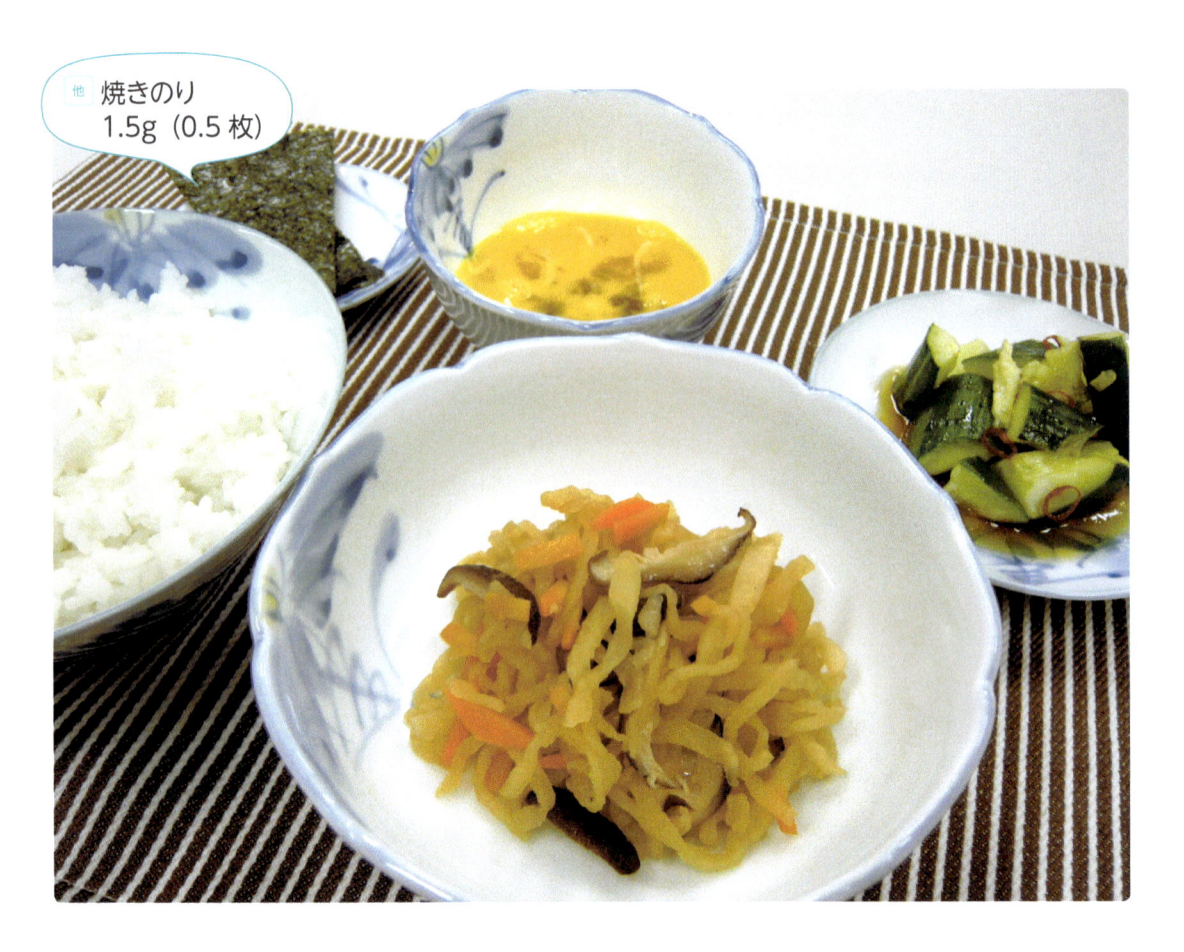

他 焼きのり
1.5g（0.5枚）

切干し大根煮

副菜　E 65kcal　P 1.1g　塩 0.4g　K 445mg　リ 39mg

乾燥野菜を使ったメニューで，ご飯が進む一品です。ひじき煮同様，しょうがを入れて煮てもよいでしょう。たんぱく質に余裕があれば，油揚げ5g（エネルギー 19kcal，たんぱく質0.9g）を加えてもよいでしょう。

材料（1人分）

- 切干し大根(乾) ……………………… 10g
- にんじん ……………………………… 5g
- 干ししいたけ(乾) …………………… 1g
- 油 ……………………… 2g（小さじ 1/2）
- だし割りしょうゆ* ……… 4g（小さじ 2/3）
- みりん …………………… 4g（小さじ 2/3）
- だし汁 ………………… 100g（カップ 1/2）

作り方

1. 切干し大根はたっぷりの水に浸けて戻す。にんじんは2cm長さにして細めの短冊切りにする。干ししいたけは水で戻し，薄切りにする。
2. 鍋に油をひき，中火にかけ，にんじんと水気を絞った切干し大根，干ししいたけを入れて炒める。油が回ったらだし汁を加え，蓋をして弱火で煮る。
3. 火が通ったらみりんを加えてしばらく煮込み，でき上がり際にだし割りしょうゆを加えてよく混ぜ，煮汁が少なくなるまで煮る。

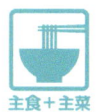

卵かけご飯

主食＋主菜　E 440kcal　P 3.1g　塩 0.5g　K 45mg　リ 64mg

食欲のないときでもご飯が進み，色々なアレンジができます。お好みで卵黄のみ（鶏卵1個分，約18gでたんぱく質2.5g）にしてもよいでしょう。炒りごまや青のりをかけたり，ごま油を少量加えてもおいしくなります。

材料（1人分）

- でんぷん米
  または低たんぱく米*（炊飯前）………… 100g
- 炊飯水…………… 150〜200gを目安に好みで
- 卵 ……………………………………………… 25g
- だし割りつゆの素* ……………………………… 5g

作り方

1. でんぷん米または低たんぱく米を炊く。
2. 卵を溶きほぐし，別の容器に計り入れ，だし割りつゆの素を加える。
3. 茶碗にでんぷんご飯を盛り，食べる直前に②をかけてよく混ぜながらいただく。

たたききゅうり

副菜　E 30kcal　P 0.5g　塩 0.2g　K 101mg　リ 19mg

作り置きができるので，一品足したいときに便利です。

材料（1人分）

- きゅうり …………………………………………… 50g
- 酢 ……………………………………… 5g（小さじ1）
- だし割りしょうゆ* ………… 3g（小さじ1/2）
- ごま油 ……………………… 2g（小さじ1/2）
- 唐辛子 ………………………………………… 少々

作り方

1. きゅうりはヘタをとり，ビニール袋か保存用バッグに入れて口を閉じ，袋の上からすりこ木や瓶を使ってたたき，適当な大きさに割る。
2. ①に調味料と唐辛子を入れ，袋の口をしっかり閉じ，袋の上からよくもみ込む。

野菜の選び方（2）

●きゅうり

表面のいぼが尖って触ると痛いくらいのものが新鮮。ヘタの切り口がしっかりしたものがお勧めです。

朝食メニュー

朝食メニュー

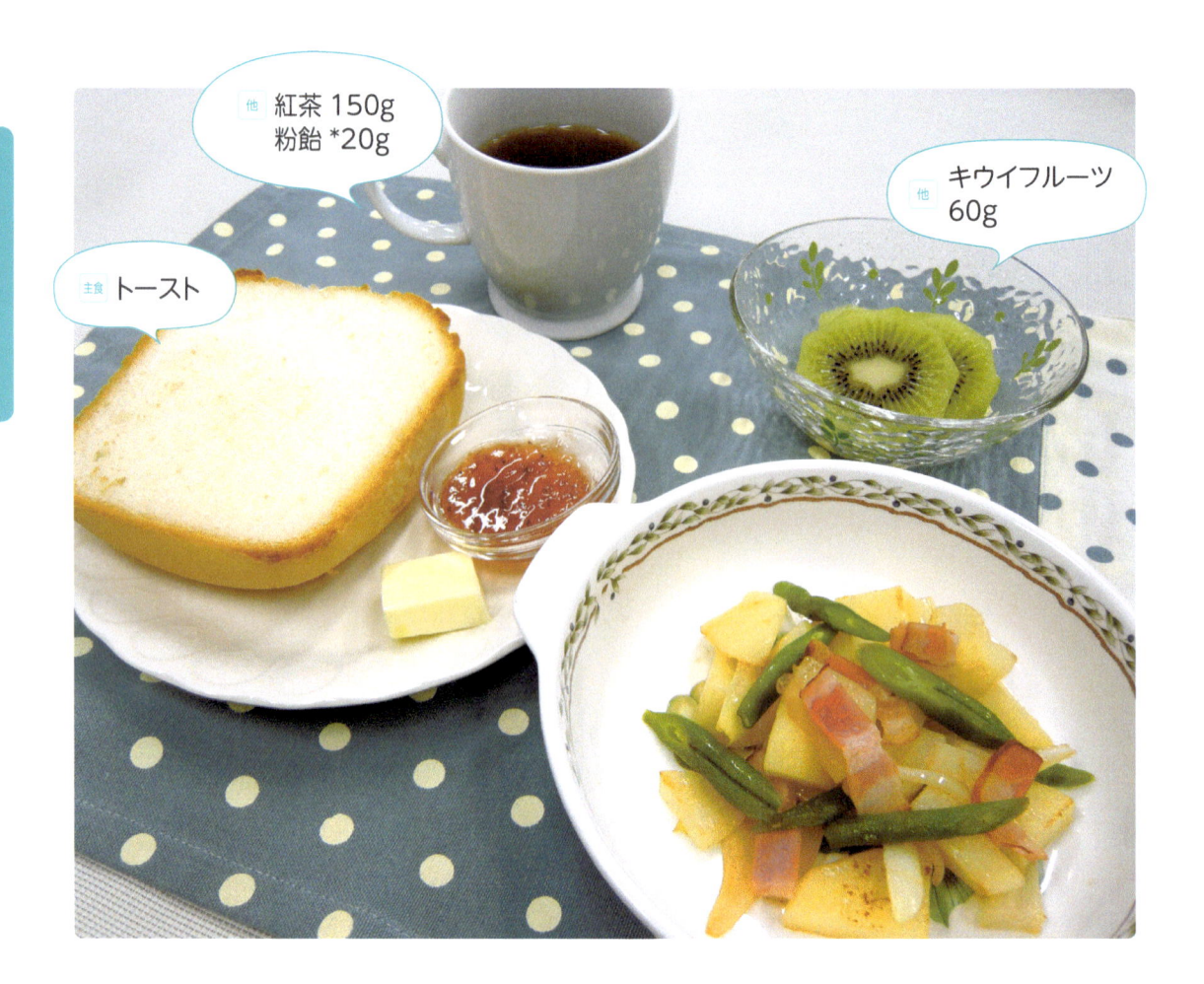

他 紅茶 150g　粉飴 *20g

主食 トースト

他 キウイフルーツ 60g

ジャーマンポテト

副菜　E 82kcal　P 1.6g　塩 0.1g　K 313mg　リ 50mg

ベーコンは食塩の多い食品の1つですが，旨味が出るため，塩味やだし汁の代わりに使うとよいでしょう。じゃがいもの他にはなすを使っても合います。

材料（1人分）

- じゃがいも……………………………………60g
- 玉ねぎ…………………………………………20g
- さやいんげん…………………………………10g
- ベーコン…………………………………………5g
- オリーブ油………………… 2g（小さじ1/2）
- 黒こしょう……………………………………少々

作り方

1. じゃがいもは皮をむき一口大に，玉ねぎは横3等分に切り，薄切りにする。さやいんげんは，1/3くらいの長さに切り，ベーコンは1.5cm幅に切る。
2. 鍋に水とじゃがいもを入れ，中火にかけ，軟らかくなるまで茹でる。
3. フライパンに油を敷き，中火にかけ，ベーコン，玉ねぎ，さやいんげんを入れ，軽く炒める。
4. ③に茹でたじゃがいもを加えて炒め，仕上げにこしょうで調味する。

緑黄色野菜と淡色野菜

●緑黄色野菜

　厚生労働省による「21世紀における国民健康づくり運動（健康日本21）」では、健康な方では1日350gの野菜を食べることが健康的な食生活の目安とされていますが、そのうち緑黄色野菜を120g摂取することが目標とされています。もちろん腎臓病の方では、より少ない量となります。緑黄色野菜は、原則として可食部100g当たりにカロテン含量が600μg以上のものと厚生労働省で定められています。代表的な緑黄色野菜としては、にんじん、かぼちゃ、ほうれん草、ブロッコリー、にら、ねぎ（青い部分）、グリーンアスパラガス、春菊、小松菜などがあげられますが、カロテン含量が600μg以下でも1回に食べる量や頻度の多いトマト、さやいんげん、ピーマンなども含まれています。

　カロテンには、体のサビともいわれる活性酸素を減らす抗酸化作用があり、老化や生活習慣病、がんなどを防いでくれるといわれています。また、βカロテンは必要量だけ体内で変換されビタミンAの働きをします。緑黄色野菜には、日本人に不足しがちなカルシウムや鉄も多く、カルシウムの摂取には牛乳・乳製品、豆類、緑黄色野菜の寄与する割合が高いことからも120gの摂取が推奨されています。この他にビタミンC、ビタミンK、葉酸、ミネラルなども多く含まれています。

　また、カロテンは油溶性で水には溶けないため、油脂と食べると吸収がよいので、効率よくとるためには、油脂を使った調理がお勧めです。食材や調理方法によって吸収率が10％以下から60％までと大きく異なるといわれるため、加熱料理であればきんぴらごぼう、かぼちゃのクリームスープなど、生食であれば、油の入ったドレッシングなどと食べるのがお勧めです。脂質摂取を控えている方は、肉や乳製品と一緒に食べるとよいでしょう。

●淡色野菜

　緑黄色野菜と淡色野菜。よく使われる野菜の分類法ですが、2種類の違いはカロテン含有量によるものです。原則として可食部100g当たりカロテン含量が600μg以上の緑黄色野菜に含まれないものが淡色野菜です。代表的な淡色野菜は、キャベツ、大根、玉ねぎ、きゅうり、なす、かぶ、もやし、にがうり、れんこん、セロリ、とうもろこし、白菜、ねぎ（白い部分）、にんにくなどです。淡色野菜は、ビタミンCや食物繊維が豊富です。ねぎの白い部分は淡色野菜ですが、カロテンがたくさん含まれる緑の部分は緑黄色野菜に分類されるように、同じ野菜でも部位によって分かれることがあります。

昼食メニュー

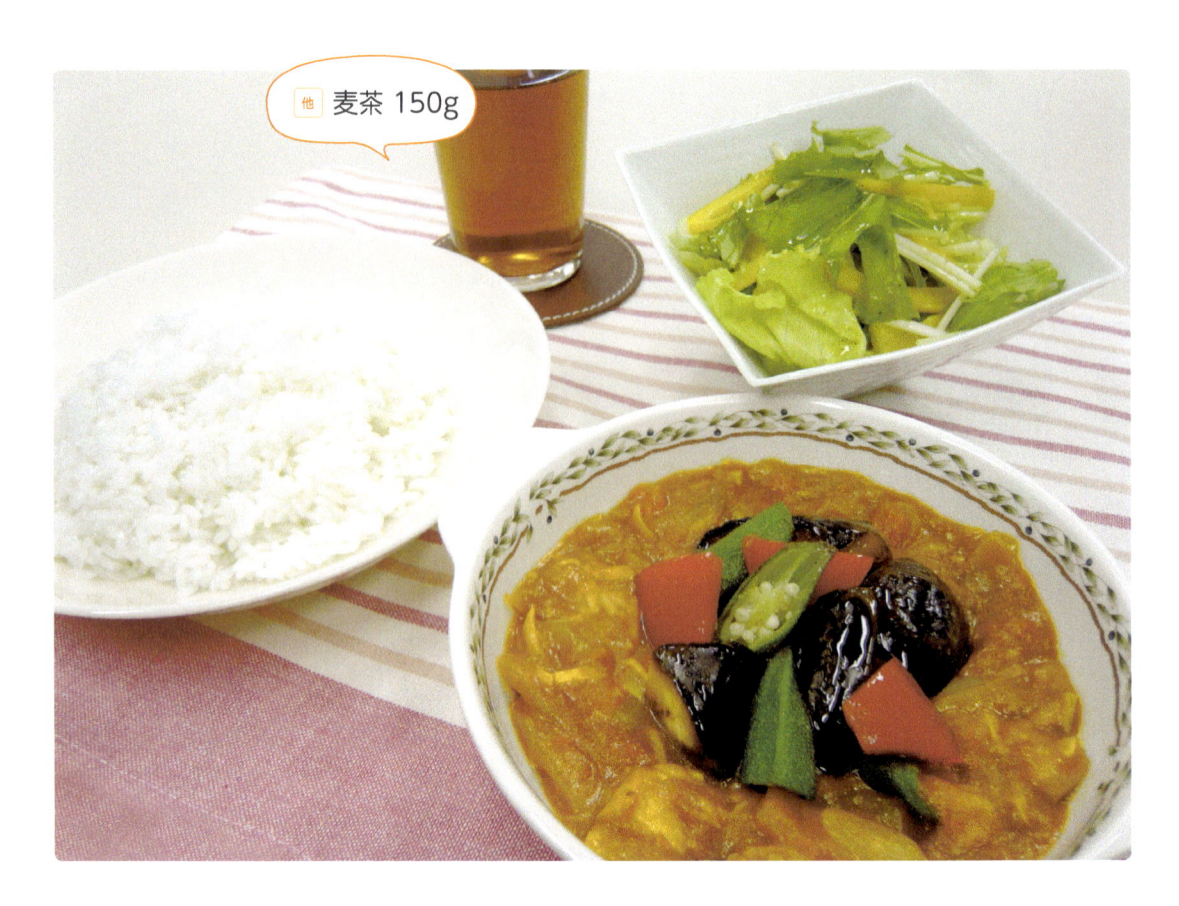

[他] 麦茶 150g

主菜 チキンカレー

E 203kcal　P 6.4g　塩 0.6g　K 393mg　リ 103mg

ルウから手作りしますが，簡単・手軽に作れます。カレー粉自体には食塩が含まれていませんので，減塩食では重宝します。一方，市販のカレールウは1人前20gで食塩は約2.1g含まれています。

材料（1人分）

- 鶏もも肉皮つき……………30g
- 玉ねぎ………………………40g
- なす…………………………30g
- ホールトマト（缶）…………30g
- オクラ………………………10g
- 赤ピーマン…………………10g
- にんにく………………………2g
- しょうが………………………3g
- 油……………5g（小さじ1強）
- 中濃ソース…3g（小さじ1/2）
- 塩…………0.3g（ひとつまみ）
- こしょう……………………少々
- 水…………………………130g
- ローリエ…………………1/2枚

【ルウ】
- でんぷん薄力粉*
　　…………6g（大さじ2/3）
- バター………5g（小さじ1強）
- カレー粉……2g（小さじ1）

作り方

❶ 鶏もも肉は適当な大きさに切り，玉ねぎは横半分にして2cm幅に切る。なすは乱切りにして水につけてアク抜きし，オクラは長さを半分にして斜め切りにする。赤ピーマンは大きめに切る。にんにく，しょうがは薄く切ってからせん切りにする。

❷ ルウを作る。フライパンを中火にかけ，バターを溶かし，でんぷん薄力粉を加えてヘラでよく混ぜ，フツフツとしてきたらカレー粉を加えてさらによく混ぜ，火を止める。

❸ 鍋に油をひいて中火にかけ，なす，オクラ，赤ピーマンを色よく炒めたら取り出す。同じ鍋で続けてにんにく，しょうがを炒め，香りが出てきたら鶏もも肉と玉ねぎを加えて炒め，水とローリエを加えて蓋をし，中火にする。

❹ 沸騰したらアクを取りながら弱火で5分ほど煮込み，ホールトマトと中濃ソース，②を加える。煮汁をフライパンに入れてのばしながらルウを鍋のほうに入れ，全体をかき混ぜて弱火で煮込む。仕上げに塩，こしょうで味をととのえる。

❺ 炊飯したでんぷん米または低たんぱくご飯を皿に盛り，④をかけ，炒めたなす，オクラ，赤ピーマンを彩りよく盛り付ける。

※エネルギーを増やしたい方は，ご飯をバターやオリーブ油で炒めてもよいでしょう。バターライスにみじん切りの玉ねぎやにんにくを加えると，よりおいしくなります。

水菜のサラダ

副菜　E 37kcal　P 0.7g　塩 0.5g　K 194mg　リ 24mg

手軽に市販のフレンチドレッシングを使います。ドレッシングなどの調味料は，食材にかけることで表面に味がつき，舌で味を感じやすくなります。ドレッシングは，一般的に和風よりも洋風のほうが食塩は少なめです。

材料（1人分）

- 水菜 ……………………………………… 30g
- レタス ……………………………………… 15g
- 黄色パプリカ ……………………………… 10g
- フレンチドレッシング（市販）
 ……………………………… 8g（大さじ1弱）

作り方

❶ 水菜は3cm長さに切り，レタスは食べやすい大きさに切る。パプリカは半分の長さに切った後，薄切りにする。

❷ 皿に盛り付け，上からフレンチドレッシングをかける。

カリウムの少ない野菜（1）

●野菜中のカリウム量

腎臓病の患者さんにとって，やはりカリウム摂取は気になるものだと思います。そこで，カリウム制限が必要な方のためにカリウム含有量が少ない野菜をご紹介します。制限を意識しながらでも，楽しい食生活を送れるためにご参考にしていただければと思います。注意していただきたいのは，カリウム含有量が少ない野菜でもたくさん食べれば多量のカリウム摂取になってしまうという点です（記載してある数字はすべて，生の状態100g当たりのカリウム含有mg量です）。

ヤングコーン 230，大根 230，わけぎ 230，なす 220，白菜 220，つるむらさき 210，トマト 210，赤パプリカ（赤ピーマン）210，みょうが 210，キャベツ 200，きゅうり 200，とうがん 200，レタス 200（サラダな，サニーレタス，リーフレタスは高め），さやえんどう 200，青ピーマン 190，根深ねぎ 180，スナップえんどう 160，にんにくの茎 160，大豆もやし 160，玉ねぎ 150，かいわれ大根 99，ブラックマッペもやし 71，緑豆もやし 69。

昼食メニュー

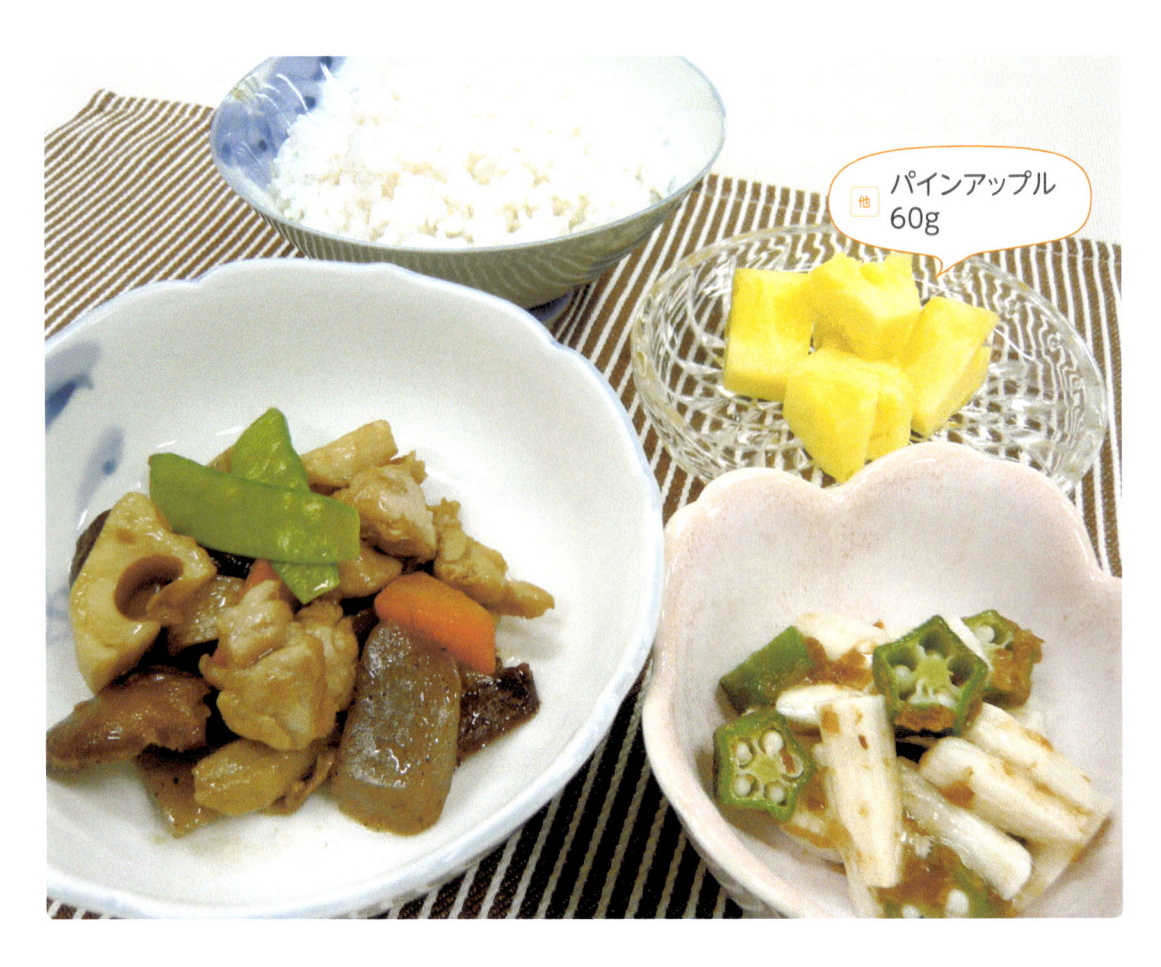

他 パインアップル 60g

主菜 筑前煮

E 138kcal　P 6.2g　塩 0.5g　K 341mg　リ 94mg

干ししいたけを戻す際は，低温の水に長時間（5時間以上）浸けてから使うと旨味成分が十分に出ます。

材料（1人分）

- 鶏もも肉皮つき……………………………… 30g
- こんにゃく…………………………………… 20g
- にんじん……………………………………… 15g
- れんこん……………………………………… 15g
- ごぼう………………………………………… 10g
- さやえんどう………………………………… 3g
- 干ししいたけ（乾）………………………… 2g
- 油……………………………… 4g（小さじ1）
- 砂糖………………………… 2g（小さじ2/3）
- だし割りしょうゆ *………… 5g（小さじ1弱）
- 酒…………………………… 3g（小さじ1弱）
- だし汁（かつお・昆布＋しいたけの戻し汁）
  ………………………………100g（カップ1/2）

作り方

❶ 肉，こんにゃくは一口大に切る。にんじん，れんこん，ごぼうは乱切りにし，れんこんとごぼうは水にさらす。さやえんどうは筋を取り，干ししいたけは水で戻す。

❷ 鍋に油をひいて中火にかけ，鶏肉を入れて炒め，表面の色が変わったら他の材料を加え，軽く炒めてからだし汁を加えて煮る。

❸ 材料に火が通ったら，砂糖，だし割りしょうゆ，酒の順に調味料を加え，煮汁が少なくなるまで煮る。

❹ 仕上げにさやえんどうを加え，火が通ったらでき上がり。

山いもとオクラの梅和え

副菜

E 29kcal　P 1.1g　塩 0.3g　K 179mg　リ 21mg

減塩梅びしおを用い，食塩を抑えて梅の酸味を生かします。市販されている練り梅を使う場合は，食塩が多いので半量にし，酢やみりんを加えて和え衣にするとよいでしょう。梅の酸でオクラが変色するので，食べる直前に和えましょう。

材料(1人分)

- 長いも……………………………………30g
- オクラ……………………………………15g
- 減塩梅びしお(練り梅) *……………… 5g
- かつお節…………………………………0.5g

作り方

1. 長いもは皮をむいて拍子木切りにする。オクラは沸騰した湯に塩をひとつまみ（分量外）入れた鍋で茹で，ザルに上げて水で急冷した後，小口切りにする。
2. ①と梅びしお，かつお節を和えて器に盛る。

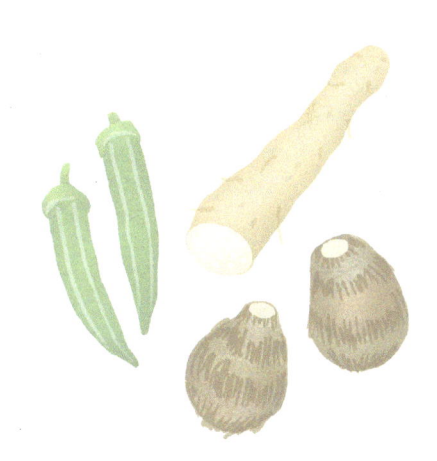

昼食メニュー

野菜の働き (2)

●粘る野菜　― ねばねば，ヌルヌルが守ってくれる？ ―

　納豆，オクラ，山いも，里いもなどから連想されるのは，ねばねば，ヌルヌルの食感かと思います。なめこやつるむらさきなども同じですが，これらは多糖類，または糖類とたんぱく質の複合体からなる粘性物質によるものです。夏は，消化促進から夏バテ予防によいとされています。これらの粘性物質は水溶性で，煮汁に溶け出す性質をもちます。加熱に弱いものでは生のままいただくか，加熱も最小限にするなどの工夫をするとよいでしょう。

昼食メニュー

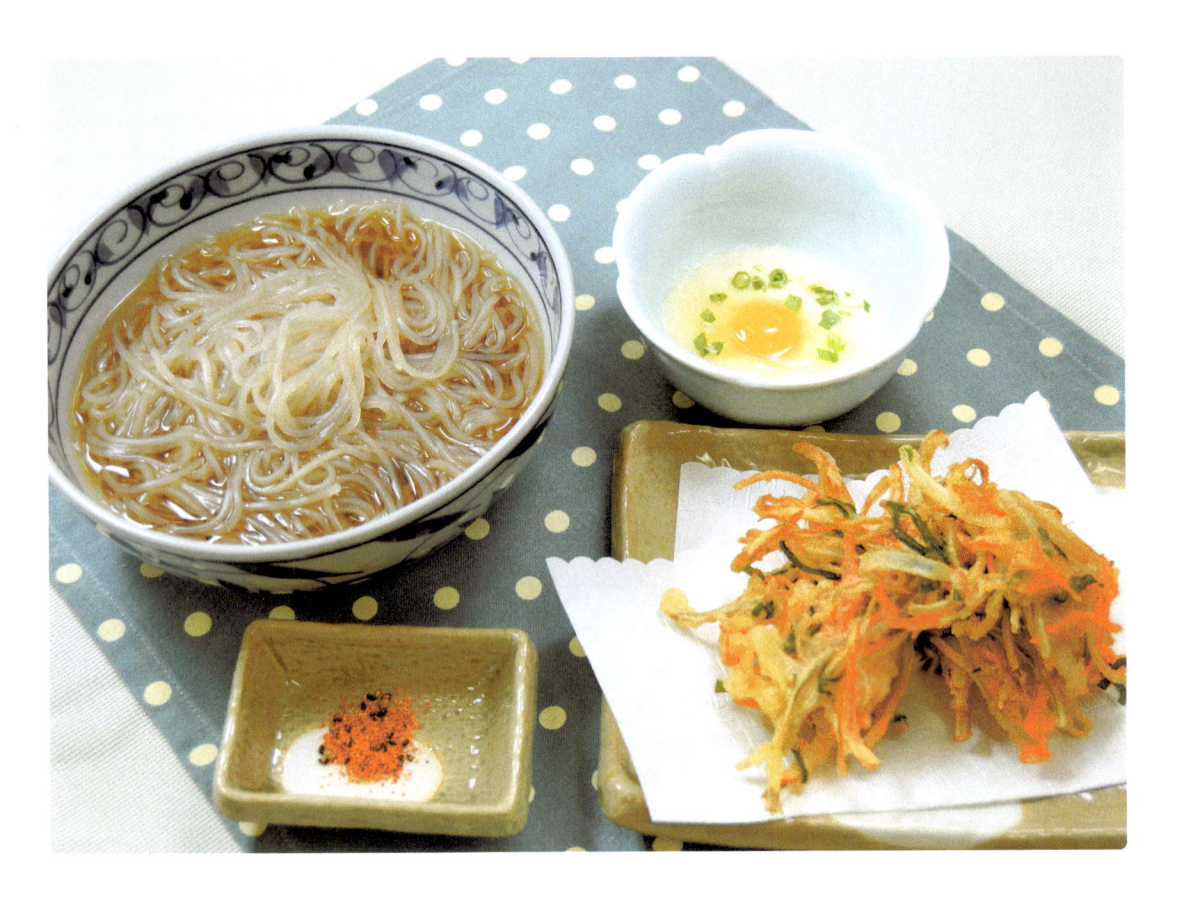

野菜のかき揚げ

主菜　E 317kcal　P 1.8g　塩 0.7g　K 165mg　リ 56mg

ご飯や麺類と合わせて。天つゆで食べる場合は，塩を入れずに作ります。でんぷん薄力粉を使った揚げ物は透き通った感じになります。また，硬くなりやすいので，卵を少量（5g程度）加えることがポイントです。仕上がりも自然な色になります。

材料（1人分）

- ごぼう……………………………………20g
- 玉ねぎ……………………………………20g
- にんじん…………………………………10g
- しそ………………………………………1g
- 桜えび（乾）……………………………1g
- でんぷん薄力粉*………………………30g
- 卵…………………………………………5g
- だし汁……………………30g（大さじ2）
- 塩……………………0.5g（ふたつまみ弱）
- 揚げ油……………………………………適量

作り方

1. ごぼうはせん切りにして水にさらす。玉ねぎは薄切りにし，にんじん，しそはせん切りにする。
2. ボウルにだし汁，卵，塩，でんぷん薄力粉を入れ，軽く混ぜた後，①と桜えびを入れてさっくりと混ぜる。
3. ②を2等分に分けて平たくなるように入れ，170℃の油で揚げる。
4. 泡が小さくなったら引き上げ，油をよく切ってから盛り付ける。

温とろろそば

主食 E 342kcal P 3.8g 塩 2.3g K 214mg リ 91mg

食欲のないときにぴったり。冷やしそばもおいしいです。うずら卵を使い，たんぱく質を減らしています。でんぷんそばやげんたそばの代わりに，でんぷんうどんやげんたうどんにしてもおいしいです。でんぷんもちを加えると，エネルギーが増やせます。

材料(1人分)

- でんぷんそばまたはげんたそば * ……… 100g
- 長いも ………………………………………… 30g
- うずらの卵 …………………………………… 10g
- 小ねぎ ………………………………………… 5g
- 七味唐辛子 ………………………………… 適量

【 だしつゆ 】
- だし割りつゆの素 * ………………………… 25g
- 水 …………………………………………… 180g

作り方

1. でんぷんそばまたはげんたそばは袋の表示に従って茹で（p.140参照），ザルに上げて流水で軽く洗う。
2. 長いもをすりおろして器に入れ，中央にうずら卵を割り入れ，小ねぎを散らす。
3. 鍋にだし割りつゆの素と水を入れ，中火にかけ，ひと煮立ちさせる。
4. 茹でたそばを器に盛り，③をかける。

昼食メニュー

野菜と旬 (1)　　旬の野菜はおいしい

　栽培技術の研究が進み，本来の旬でない時期にでも多くの野菜が手に入るようになり，とても便利になりました。本当に感謝すべきことですね。とはいえ，いつでも数多くの野菜が手に入るので，元々の旬の時期を知るのも難しくなってきました。でも旬の時期に採れた野菜を食べることには様々な利点があるのです。

　旬に合わせて栽培される野菜は，温度などを含め，本来最も適した生育条件が揃った自然の環境下で育ちます。そこでストレスや無理がなく育ち，十分に成熟するため栄養価も高くおいしい野菜になるのです。例えば，カロテン含有量では，にんじんが約2.5倍，ブロッコリーでは約4倍と，旬の月では最小月より多く含まれている研究結果もあります。

　ビタミンCでは，さらに大きな差がみられます。ほうれん草においては，「日本食品標準成分表2020」によると，100g当たり，ビタミンCが夏のものでは20mgであるのに対し，旬である冬のものでは60mgと，3倍も多く含まれています。

　旬に合わせて栽培される野菜は生育も旺盛で収穫量も増えます。大量に流通されるため，お手頃価格で手に入りお財布にも優しいのです。ハウス栽培では，設備やエネルギーなどで費用が掛かり，その分，値段が高くなります。また，旬の食材は，日本の美しい四季を感じさせてくれますね。わらびやたけのこが出れば春や新緑の季節を感じ，夏は旬のトマトやきゅうり，なすは火照った体を冷やしてくれます。香り高い松茸をみれば秋を感じ，旬の白菜で冬は鍋を囲む。旬の食材により再来した季節を食材とともに感じ楽しむことができます。

　このように旬の野菜を選ぶと得な気分になりますね。旬を意識して，食材選びをしてみて下さい。今日作るおかずは旬な野菜ばかりをそろえて作ってみてはいかがでしょう。食材も手頃な値段で，栄養価も高く，おいしさもアップされてなんだかうれしくなりますね。一方，旬から少し時間をおいても食べ頃になる野菜はいくつかあります。さつまいも，かぼちゃ，じゃがいもなどデンプンを含む野菜です。旬の時期のデンプンが多くてホクホクした食感が，数か月以上貯蔵することで，デンプンから糖に変わり，ねっとりとして甘くなります。お好みで召し上がってみて下さい。

昼食メニュー

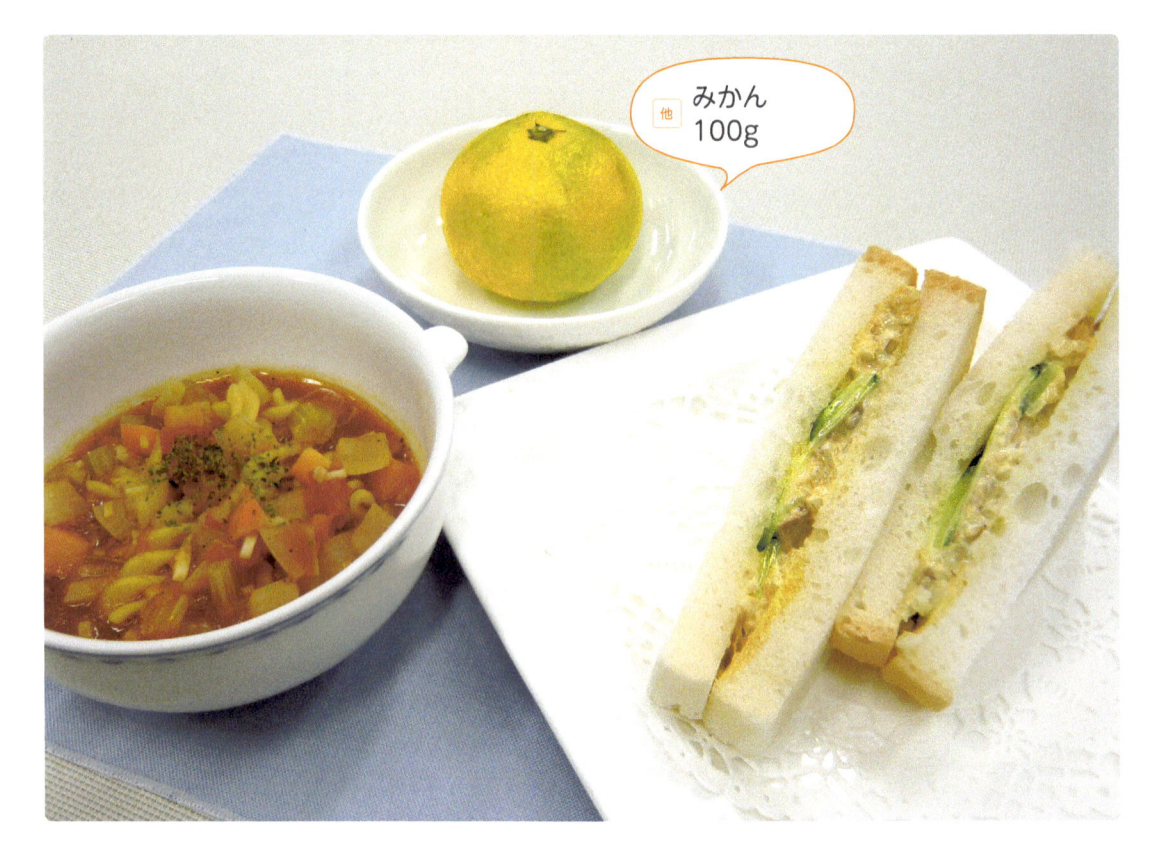

> 他 みかん 100g

サンドイッチ

主食+主菜　E 414kcal　P 2.2g　塩 1.2g　K 92mg　リ 38mg

お弁当にも向くメニューです。挟む具はお好みに合わせてご自由に。市販の低たんぱくパンを使ったサンドイッチは，電子レンジで温めて使うとふんわり感が出て，時間が経っても硬くなりません。

材料（1人分）

- 低たんぱくパン（越後の食パン）*
　……………………………100g（1袋・2枚）
- ツナ（油漬け缶）…………………………10g
- 玉ねぎ………………………………………20g
- きゅうり……………………………………10g
- マヨネーズ（全卵型）………15g（大さじ1強）
- バター……………………………4g（小さじ1）
- 練りからし…………………………………1g

作り方

1. 低たんぱくパンは，袋を開けて脱酸素剤を取り除き，600Wの電子レンジで50秒温める。袋から取り出し，広げて粗熱を取る。
2. ツナは軽く油を切る。玉ねぎはみじん切りにし，水にさらした後，キッチンペーパーに包んで水気をよく絞る。きゅうりはパンの長さに合わせて切り，縦の薄切りにする。
3. 小ボウルにツナと玉ねぎ，練りからし，マヨネーズを入れ，よく混ぜ合わせる。
4. パンの片面それぞれにバターを塗り，片方のパンに③，きゅうりの順にのせ，もう1枚のパンで挟む。時間があれば軽く重石をして密着させる。
5. 食べやすい大きさに切り，皿に盛り付ける。

ミネストローネ

E 99kcal　P 0.9g　塩 0.8g　K 238mg　リ 33mg

にんにくやセロリなど香味野菜を油で炒めることで，野菜の旨味を引き出します。でんぷんマカロニは後から煮込むので，硬めに下茹でします。にんにくは減塩料理に欠かせない食品です。塩味が薄くても香りと旨味によっておいしく仕上がります。

材料(1人分)

- ホールトマト(缶)……………………………50g
- 玉ねぎ………………………………………20g
- アプロテンたんぱく調整マカロニタイプ*…10g
- にんじん……………………………………10g
- セロリ………………………………………10g
- オリーブ油………………………4g（小さじ1）
- にんにく……………………………………3g
- コンソメスープの素…………………………1g
- 塩………………………………0.3g（ひとつまみ）
- こしょう……………………………………少々
- パセリ(乾)…………………………………少々
- 水……………………………130g（カップ2/3強）
- ローリエ…………………………………1/2枚

作り方

1. マカロニは沸騰させた湯で硬めに（5分）茹でる。
2. 玉ねぎ・にんじんは皮をむき，セロリはすじを取ってから1cmくらいの角切りにする。にんにくはみじん切りにする。
3. 鍋にオリーブ油とにんにくを入れて中火にかけ，香りが出てきたら②を入れて炒める。
4. 水を加え，残りの材料を入れたら，蓋をして10分程度弱火で煮込む。
5. ローリエを取り出して器に盛り，パセリを散らす。

昼食メニュー

野菜と旬(2)　旬の野菜カレンダー1

	1月	2月	3月	4月	5月	6月	7月	8月	9月	10月	11月	12月
山うど		■	■	■	■							
クレソン			■	■	■							
たけのこ			■	■	■							
玉ねぎ			■	■	■							
さやえんどう			■	■	■							
アスパラガス				■	■	■						
キャベツ		■	■	■	■		■	■				
トマト						■	■	■	■			
しそ						■	■	■	■			
いんげん						■	■	■	■			
ゴーヤ						■	■	■	■			
とうもろこし						■	■	■				
えだまめ						■	■	■				
ししとうがらし						■	■	■	■			
ピーマン						■	■	■	■			
オクラ						■	■	■	■			
かぼちゃ*						■	■	■	■			
きゅうり						■	■	■	■			
なす						■	■	■	■	■		
セロリ						■	■	■	■	■	■	

*貯蔵され水分が蒸発する数か月後は甘みが増します（p.51参照）

昼食メニュー

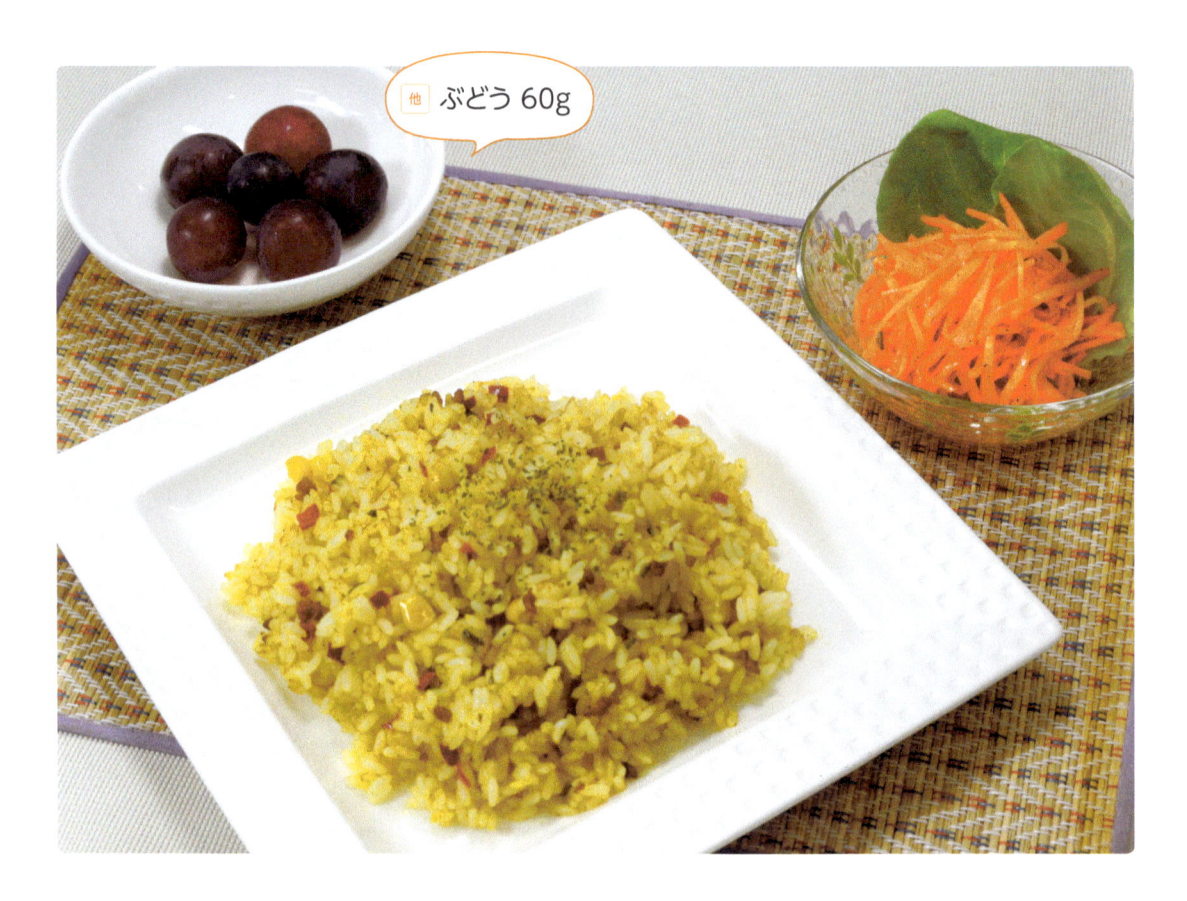

他 ぶどう 60g

カレーピラフ

主食+主菜 E 501kcal P 5.0g 塩 1.1g K 173mg リ 66mg

初めてでんぷん米や低たんぱく米を食べる方にお勧めのメニューです。その日，冷蔵庫にある残りもので作りましょう。カレー粉は具材を炒めた直後に加え，先に具材に味を付けておくことで，ご飯を加えた後の味ムラができにくくなります。

材料（1人分）

- でんぷん米
  または低たんぱく米＊（炊飯前）………… 100g
- 炊飯水………… 150～200g を目安に好みで
- 赤ピーマン……………………………………… 10g
- 牛ひき肉………………………………………… 30g
- ホールコーン（缶）…………………………… 10g
- ピーマン…………………………………………… 5g
- にんにく…………………………………………… 2g
- 油………………………………… 5g（小さじ1強）
- カレー粉………………………… 2g（小さじ1）
- 塩………………………………… 1g（小さじ1/6）
- 黒こしょう……………………………………… 少々
- パセリ（乾）…………………………………… 少々

作り方

1. でんぷん米または低たんぱく米を炊く。ピーマンはそれぞれ粗みじん切りにする。
2. フライパンに油をひき，にんにくを入れて香りをつけ，中火でピーマンと牛ひき肉を炒め，肉の色が変わったらカレー粉，塩，黒こしょうで調味し，さらに炒める。
3. 炒めた具材にご飯を入れ，全体に味が行き渡るように手早く混ぜ，コーンを加えて軽く炒める。皿に盛り付けた後，好みでパセリを振りかける。

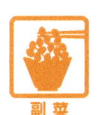

にんじんサラダ

副菜

E 97kcal　P 0.3g　塩 0.5g　K 129mg　リ 12mg

昼食メニュー

甘味のあるサラダです。にんじんを塩もみすることで，にんじんの臭いも気になりません。作り置きもできます。レーズンを加えたり，酢の代わりにレモン汁を使ってみてもよいでしょう。たんぱく質に余裕があれば，ツナの缶詰を加えても合います。

材料(1人分)

- にんじん……………………………………40g
- 塩………………………0.5g（ふたつまみ弱）
- オリーブ油……………………8g（大さじ2/3）
- 酢………………………………3g（小さじ2/3）
- 砂糖………………………………3g（小さじ1）
- こしょう……………………………………少々
- サラダ菜……………………………………5g

作り方

1. にんじんはせん切りにし，塩もみする。しばらく置いた後，水気を絞る。
2. 小ボウルにオリーブ油，酢，砂糖，こしょうを入れ，よく混ぜ合わせたところへにんじんを入れ，和える。
3. 器にサラダ菜を敷き，②を盛り付ける。

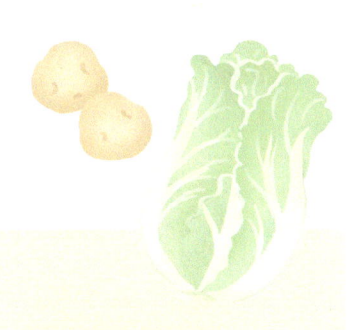

野菜と旬(3)　旬の野菜カレンダー2

	1月	2月	3月	4月	5月	6月	7月	8月	9月	10月	11月	12月
レタス									■	■		
さつまいも*									■	■	■	
長いも										■	■	■
やまといも										■	■	■
里いも									■	■	■	■
白菜											■	■
かぶ											■	■
カリフラワー											■	■
くわい											■	■
しいたけ	■									■	■	
ねぎ											■	■
大根	■	■									■	■
にんじん	■	■								■	■	■
れんこん	■									■	■	■
ブロッコリー	■	■									■	■
春菊	■										■	■
こまつな	■	■									■	■
ほうれん草	■	■									■	■
せり	■	■	■	■								
じゃがいも*	■				■	■						

*貯蔵され水分が蒸発する数か月後は甘みが増します（p.51参照）

055

昼食メニュー

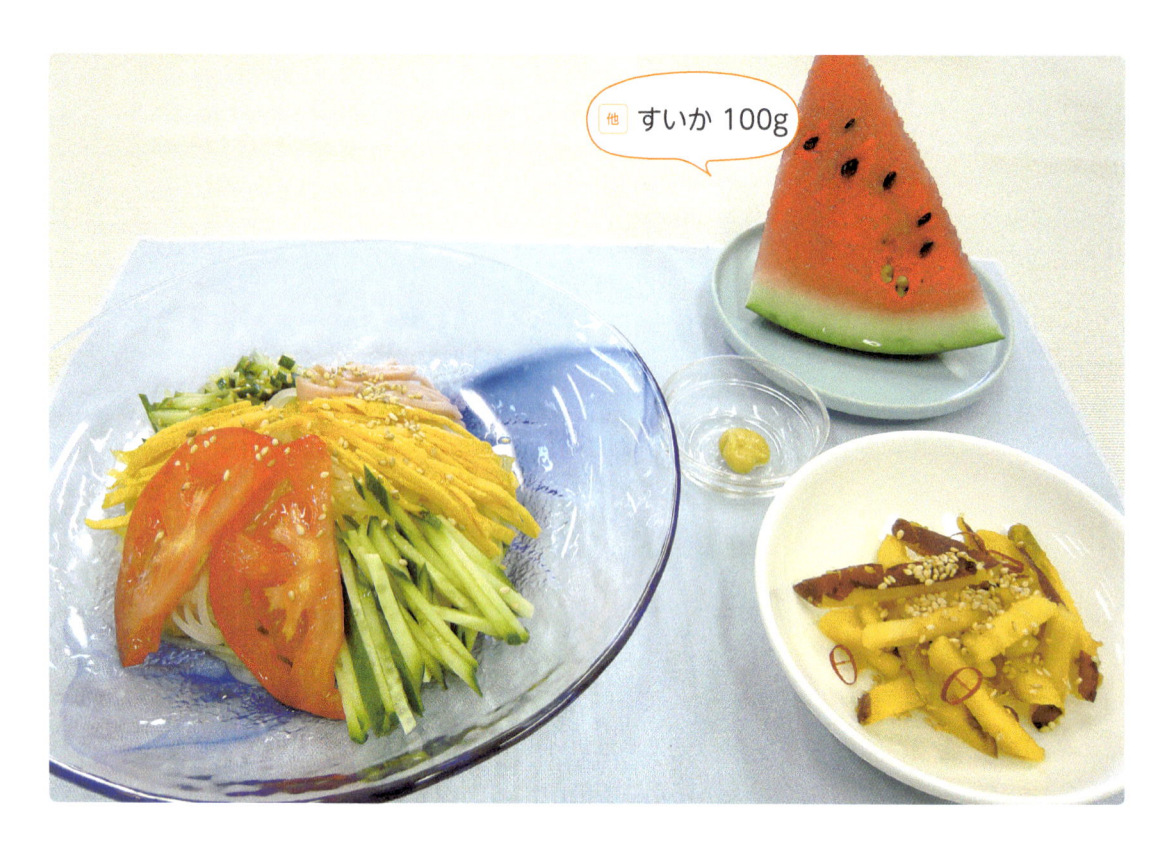

他 すいか 100g

冷やし中華

主食+主菜　E 391kcal　P 3.8g　塩 1.1g　K 162mg　リ 91mg

夏の人気メニューです！　でんぷんノンフライ麺で作ってもおいしくできます。たんぱく質に余裕があれば，練りごま・酢各10g，だし割りしょうゆ・だし各5g，砂糖3gでごまだれにしてもよいでしょう（エネルギー85kcal，たんぱく質2.0g，塩0.3g）。

材料（1人分）

- でんぷん生ラーメン* ……………………… 100g
- きゅうり ……………………………………… 30g
- トマト ………………………………………… 20g
- ロースハム …………………………………… 10g
- A ・卵 ………………………………………… 10g
- 　・油 ……………………………… 1g（小さじ1/4）
- 酢 …………………………… 20g（大さじ1と1/3）
- だし割りしょうゆ* ………… 10g（大さじ1/2弱）
- 砂糖 ………………………………… 3g（小さじ1）
- だし汁 ……………………………… 5g（小さじ1）
- ごま油 …………………………… 2g（小さじ1/2）
- ラー油 ………………………………………… 少々
- 炒りごま ……………………………………… 0.5g
- 練りからし …………………………………… 2g

作り方

1. でんぷん生ラーメンを表示のとおり茹で，ザルに上げて流水でよく洗った後，氷を入れて麺を締める。
2. Aで薄焼き卵を作り，錦糸卵にする。きゅうり，ハムはせん切りにし，トマトは半月切りにする。
3. 小ボウルに酢，だし割りしょうゆ，砂糖，だし汁，ごま油，ラー油を入れ，よく混ぜる。
4. 器に麺を盛り付け，②を彩りよくのせる。上から③と炒りごまを振って好みで練りからしを添える。

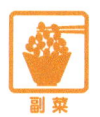

さつまいもの甘辛炒め

副菜　E 142kcal　P 0.7g　塩 0.2g　K 197mg　リ 30mg

甘辛の味付けで，ご飯のおかずにもなります。さつまいもはお好みの大きさに切って下さい。炒める前に水気のある状態でさつまいもをラップで包み，電子レンジ600Wで1分30秒〜2分程度加熱しておくと短時間でできます。

材料(1人分)

- さつまいも……………………………………50g
- 油…………………………… 5g（小さじ1強）
- はちみつ…………………… 5g（小さじ1弱）
- 砂糖………………………… 2g（小さじ2/3）
- 酒…………………………… 2g（小さじ1/2弱）
- だし割りしょうゆ*………… 2g（小さじ1/3）
- 炒りごま…………………… 1g（小さじ1/3）
- 唐辛子(乾)……………………………………少々

作り方

1. さつまいもは0.5cm厚さの斜め切りにした後，縦方向に適当な幅に切り，水にさらす。
2. フライパンに油をひき，中火にかけ，ザルに上げてよく水を切った①を入れて全体に炒めたらはちみつ，砂糖，酒を加えて混ぜ，蓋をして弱火で時々混ぜながら炒める。
3. さつまいもが軟らかくなったら，だし割りしょうゆと輪切りにした唐辛子を加える。
4. 器に盛り付け，上から炒りごまを振りかける。

野菜の働き (3)

●さつまいも ── 石焼きいもは電子レンジ調理より甘くておいしい？ ──

　さつまいもにはデンプンが多く含まれています。石焼きいもが甘いのは，ゆっくりと加熱することで，デンプン分解酵素のアミラーゼの働きによりデンプンがブドウ糖に変わるためなのです。電子レンジのような急速な加熱では，甘みが十分に引き出せません。そのため甘くしたい場合には，ゆっくりとした加熱料理がお勧めです。オーブンを250℃に設定し30分ほど焼くと，家庭で焼きいもが楽しめます。

　品種の中で，焼きいもは高系14号の「鳴門金時（なるときんとき）」「五郎島金時（ごろうじまきんとき）」がおいしくいただけます。蒸かしいもには一般的な品種の「紅東（べにあずま）」が向いています。

　さつまいもの旬は9〜11月頃ですが，一般的に収穫後すぐのものはホクホクした食感で，貯蔵して水分が蒸発し粘質になる1〜3月頃のものは甘みも増し最もおいしいともいわれます。

　さつまいもに多く含まれているビタミンCは，じゃがいもと同じく，デンプンに保護されているために加熱しても壊れにくい特徴があります。ビタミンB_6も多く，タンパク質の代謝を促すといわれます。切ると出てくる白い液体のヤラピンは，豊富に含まれている食物繊維との相乗効果で腸を整えるといわれます。かなりカリウムを多く含んでいますので，腎臓病の患者さんは注意して下さい（カリウム含有量は可食部100g当たり，生470mg　蒸し490mg　焼き540mg）。

　最近よく見かける紫いもにはポリフェノールの一種でブルーベリーなどに含まれるアントシアニンが豊富で，抗酸化作用が期待されています。

　選び方ですが，皮の色が鮮やかでハリがあり，中央がふっくらとしているもの，傷やひげ根の跡が小さなものが良品です。切り口から出ている蜜は糖度の高さを表しています。

昼食メニュー

昼食メニュー

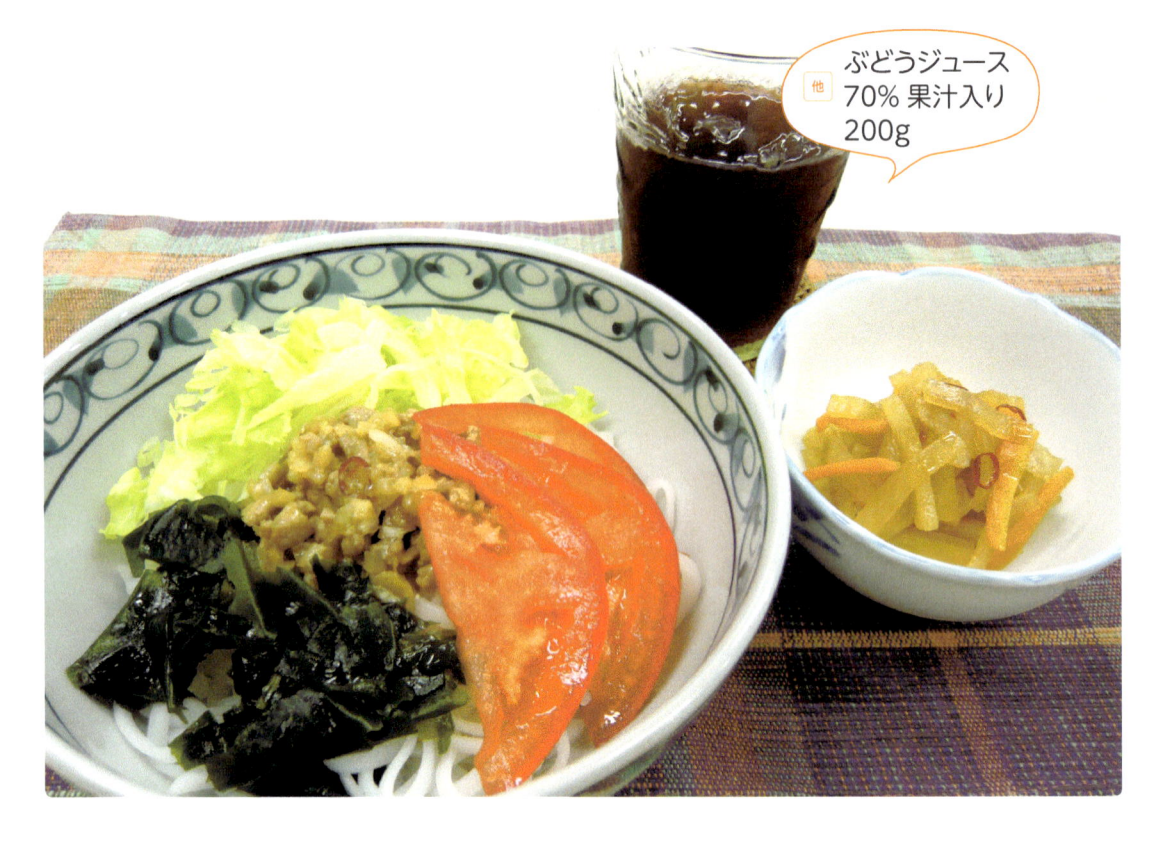

> ぶどうジュース
> 70% 果汁入り
> 200g

冷やしタンタンきしめん

主食＋主菜　E 412kcal　P 4.9g　塩 1.6g　K 215mg　リ 75mg

ピリ辛の肉みそが食欲をそそります。でんぷん製品の細うどんや中華麺でも合います。でんぷんきしめんは半生タイプと乾燥品がありますが，煮込む場合は幅広で切れにくい乾燥品が向いています。食感が異なるので，メニューやお好みに合わせてお使い下さい。

材料（1人分）

- でんぷんきしめん * ································· 100g
- 豚ひき肉 ·································· 20g
- ねぎ ······································ 20g
- トマト ···································· 20g
- レタス ···································· 10g
- わかめ（乾）······························· 1g
- しょうが ·································· 3g
- ごま油 ························· 4g（小さじ1）
- 唐辛子（乾）······························ 少々
- みりん ························· 6g（小さじ1）
- 砂糖 ························ 1g（小さじ1/3）
- みそ ······················ 9g（小さじ1と1/2）
- だし割りしょうゆ * ············ 3g（小さじ1/2）

作り方

① でんぷんきしめんを表示のとおり茹でる。ザルに上げ，流水でよく洗う。しょうがとねぎは粗みじん切り，唐辛子は輪切りにする。レタスは1cm幅くらいに，トマトは半月切りにする。わかめは水で戻し，水気を絞る。

② 肉みそを作る。フライパンにごま油をひき，中火にかけてしょうがと唐辛子を炒める。香りが出てきたら豚ひき肉を入れ，色が変わるまでよく炒める。そこにねぎとみりん，砂糖，みそ，だし割りしょうゆを入れて炒め，みそがなじんだら火を止める。

③ 皿にでんぷんきしめんを盛り付け，真ん中に②の肉みそをのせ，周りにレタス，トマト，わかめを彩りよく飾る。

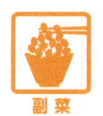

きんぴら大根

副菜　E 40kcal　P 0.3g　塩 0.2g　K 161mg　リ 17mg

軟らかく，食べやすいきんぴらです。家庭にある野菜，じゃがいも，こんにゃくなどで手軽に作れます。さらにたんぱく質を減らしたい場合は，野菜を減らしてこんにゃくを加えるとボリュームを落とさずに作れます。

材料(1人分)

- 大根 ………………………………… 50g
- にんじん ……………………………… 10g
- 油 ………………………… 2g（小さじ1/2）
- だし割りしょうゆ* ………… 4g（小さじ2/3）
- みりん …………………… 3g（小さじ1/2）
- だし汁 …………………… 30g（大さじ2）
- 唐辛子 ………………………………… 少々

作り方

1. 大根とにんじんは短冊切りにする。
2. 鍋またはフライパンに油をひいて，中火にかけ，にんじんと大根を炒める。材料に油が回ったら，だしとみりんを加えてさらに炒める。大根が透明になったら，だし割りしょうゆを加えて汁がなくなるまで炒り煮する。

昼食メニュー

野菜の働き（4）

●大根 ── 大根は胃もたれや便通によい？ ──

　大根は春の七草のひとつのすずしろとして古くから親しまれ，歴史は古く，その土地土地に合った品種も多くみられます。現在，生産の大部分は青首大根といわれ，白首大根には練馬，三浦，御苑，その他に桜島，聖護院などがあります。

　大根にはデンプンを分解する酵素，アミラーゼ（ジアスターゼ）が豊富に含まれていて消化を促進するため，胸やけや胃もたれの改善にもよいといわれています。日本の製薬会社三共の事実上の創業者である高峰譲吉は，麹菌からジアスターゼを抽出し，自身の名の「タカ」とラテン語の「TAKA（強いという意味）」を掛けてタカジアスターゼと命名し，明治27（1894）年に特許を申請しました。現在も胃腸薬，消化剤として用いられています。高峰のジアスターゼの抽出成功は，古くから餅を食べるとき大根おろしをつけて食べると胃がもたれないということが大きなヒントとなったとも伝えられています。天ぷらにおろしが添えられるのも理にかなったことなのでしょうね。

　アミラーゼは熱に弱いため，生で食べるのがよいでしょう。加熱する場合でも，多く含まれる食物繊維が腸の働きを整えるので，整腸作用は期待されます。

　部位により甘さや辛みが違います。一般的な青首大根は，首に近いところにビタミンCが豊富で，生食のおろしやサラダなどに，甘みが出る中ほどは煮物に，辛みと苦みがある下の部分は，薬味で使う辛口のおろしなどに，好みに合わせて使うのもよいでしょう。おろしにする場合，時間とともにビタミンCは減少するので，すぐに酢を加えることにより，ビタミンCは壊れにくくなり，辛みも和らぎます。また，葉は根よりも栄養価が高く，カロテン，ビタミンC，カルシウムなどが豊富に含まれ，緑黄色野菜に分類されます。12～2月が旬で安くておいしい時期です。無駄なく使い切るための保存ですが，丸ごとの場合，葉の部分を切ってから新聞紙に包んで冷暗所で保存し，葉はポリ袋に入れて冷蔵保存するのがよいでしょう。

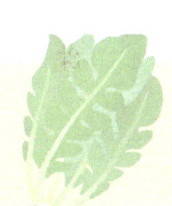

昼食メニュー

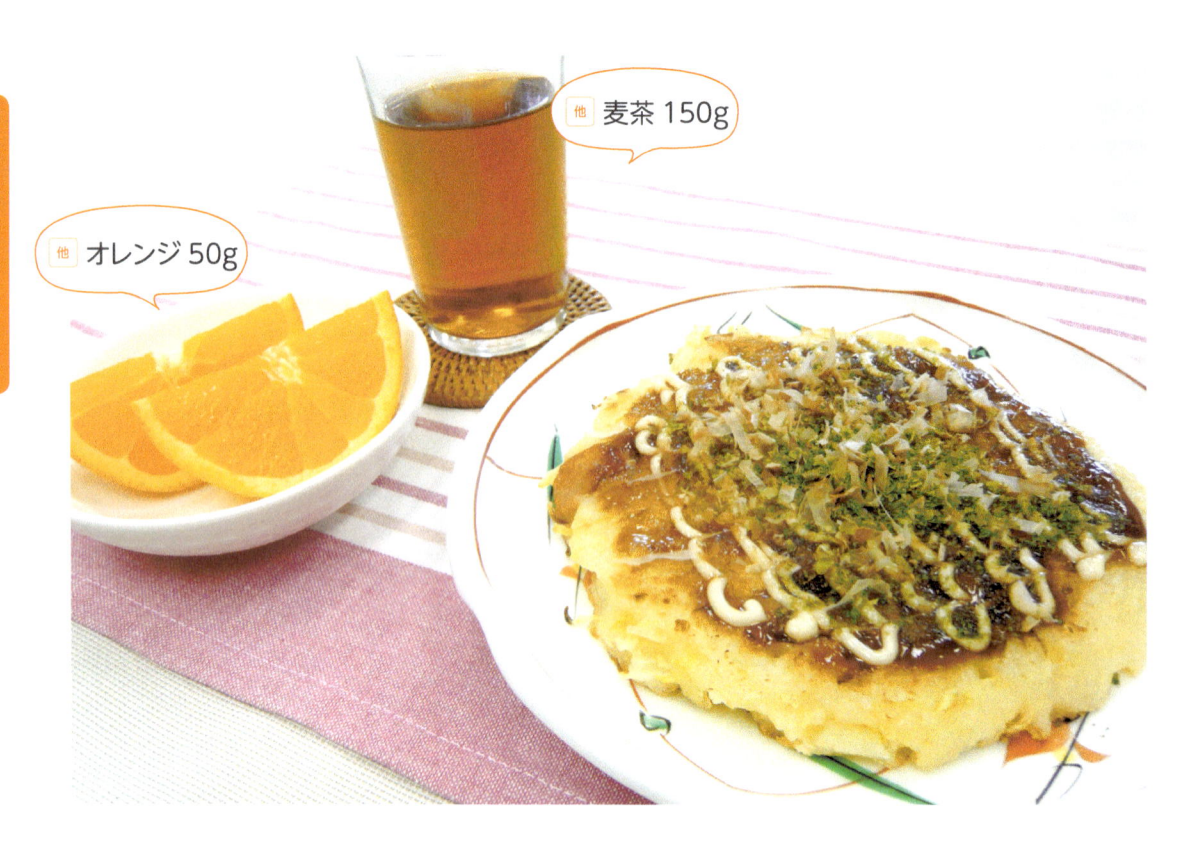

他 オレンジ 50g

他 麦茶 150g

お好み焼き

主食＋主菜　E 577kcal　P 5.0g　塩 1.4g　K 391mg　リ 110mg

でんぷん薄力粉を使って，お好み焼きも作れます！　肉を桜えびに変えてもおいしいです。たんぱく質に余裕があれば，鶏卵を10〜20gに増やすと自然な焼き目がつき，よりおいしくなります。でんぷん薄力粉にマヨネーズやトレハロースを入れるとまろやかに仕上がります。

材料（1人分）

- キャベツ……………………………………70g
- 長いも………………………………………20g
- 豚ばら肉……………………………………15g
- 油………………………………5g（小さじ1強）
- お好み焼き用ソース…………15g（大さじ1）
- マヨネーズ(全卵型)………5g（小さじ1強）
- かつお節……………………………………0.5g
- 青のり………………………………………0.3g

A
- だし汁……………………………………100g
- でんぷん薄力粉 *…………………………80g
- マヨネーズ(全卵型)……10g（大さじ1弱）
- トレハロース *……………6g（小さじ2）
- 卵……………………………………………10g

作り方

❶ キャベツはせん切りにし，長いもはすりおろしてボウルに入れ，そこにAの材料をすべて入れて混ぜ合わせる。

❷ フライパンに油をひき，中火にかける。豚ばら肉を広げて入れ，両面を焼いた上に①を入れて丸く広げ，固まったら裏返して両面に軽く焼き色がつくまで焼く。

❸ 皿に盛り付け，お好み焼き用ソースとマヨネーズをかけ，かつお節と青のりをふりかける。

嗜好飲料(茶・コーヒー)100g当たりの栄養価

内容	エネルギー(kcal)	たんぱく質(g)	カリウム (mg)	リン (mg)	食塩(g)
玉露	5	1.0	340	30	0.0
せん茶	2	0.2	27	2	0.0
番茶	0	Tr	32	2	0.0
ほうじ茶	0	Tr	24	1	0.0
玄米茶	0	0.0	7	1	0.0
ウーロン茶	0	Tr	13	1	0.0
紅茶	1	0.1	8	2	0.0
麦茶	1	Tr	6	1	0.0
コーヒー	4	0.1	65	7	0.0
コーヒー・インスタント(粉末 1.5g +湯 100g)	4	0.1	54	5	0.0
ココア・ミルクココア(粉末 17g +湯 100g)	68	1.3	124	41	0.1

※Tr（トレース）とは，微量（含まれてはいるが，その量が最小記載量に達していないということ）を示しています。

昼食メニュー

野菜とカリウム (1)

● 野菜と果物は悪者ですか？

　腎臓の働きが低下すると尿へのカリウムの排出が低下して血液中のカリウムが上昇し，高カリウム血症になります。血液中のカリウムが過度に上昇すると，不整脈や心不全が生じ，心停止する場合もあります。高カリウム血症はほかに，腎機能障害をさらに進めたり骨の障害をもたらしたり，しびれなどの皮膚の感覚異常や脱力を生じたりもします。このことから腎機能の低下した患者さんでは，カリウム含有の多い生野菜や果物の摂取を控えるように指導されることが多いようです。その場合，生野菜・果物があたかも悪者のように扱われがちです。しかし，カリウムは野菜や果物だけに含まれているのではありません。ここで注意しなければならないことは，魚介類や肉類にもそれぞれ，野菜や果物と比べて大差ないほどカリウム含有が多いということです。実際に，食事中のたんぱく質の量とカリウム含有量の関連をみると正の相関関係がみられます。すなわちたんぱく質を多く食べれば食べるほどカリウム摂取も増えるということです。生野菜や果物だけがカリウムに関して悪者ではないといえます。

昼食メニュー

> ウーロン茶 150g（他）

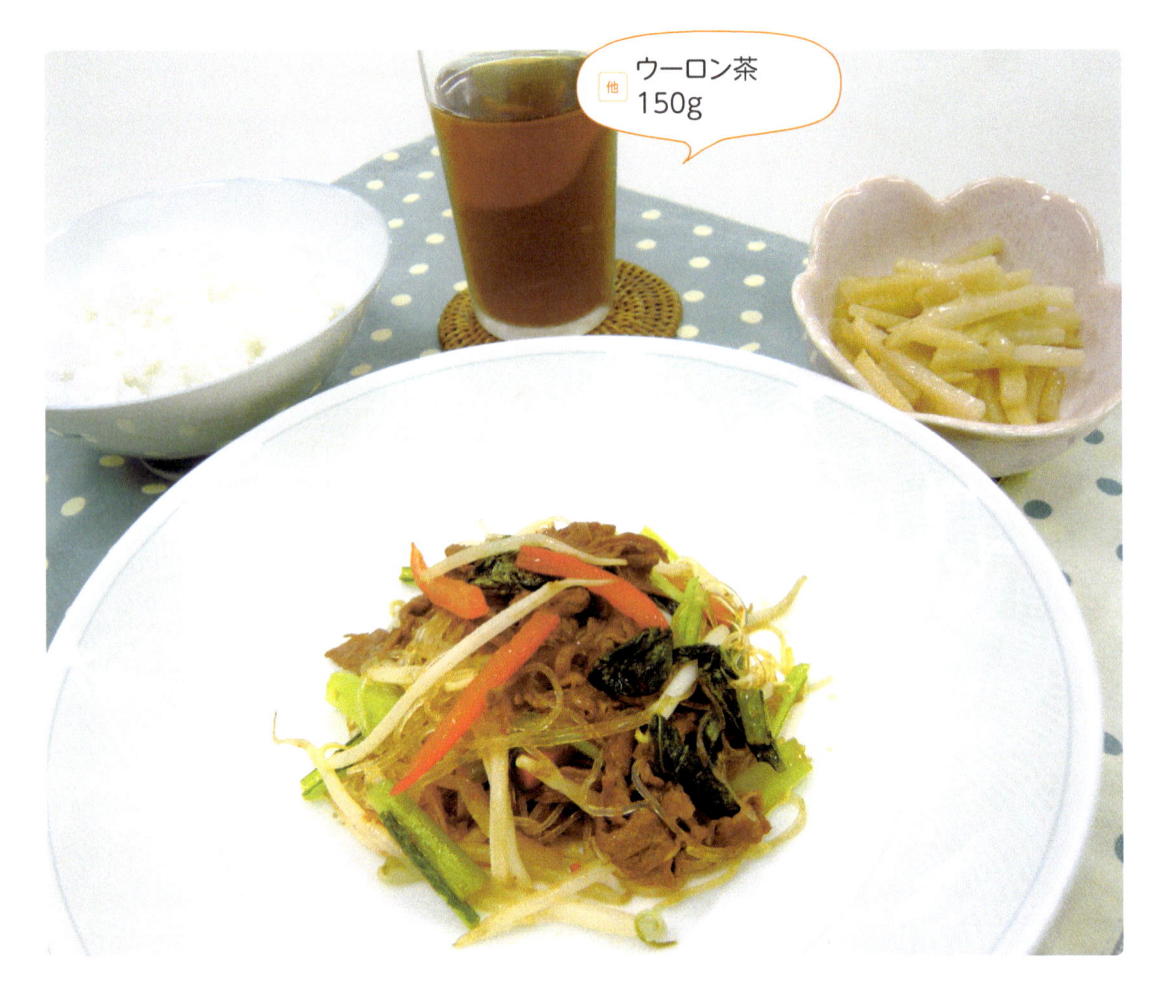

はるさめのピリ辛炒め

主菜

E 221kcal　P 4.5g　塩 0.5g　K 209mg　リ 59mg

韓国料理のチャプチェをアレンジしています。緑豆はるさめを使うと煮崩れせず，歯ごたえがしっかりします。先に肉に味をつけて調理することで，料理全体の調味料を減らすことができます。

材料（1人分）

- 緑豆はるさめ（乾） ……………………… 10g
- もやし …………………………………… 30g
- 小松菜 …………………………………… 20g
- 赤ピーマン ……………………………… 10g
- 牛肩ロース肉脂身つき ………………… 30g
- ごま油 ………………………… 5g（小さじ1強）
- だし割りしょうゆ * ………… 5g（小さじ1弱）
- 酒 …………………………………… 5g（小さじ1）
- 砂糖 ………………………………… 2g（小さじ2/3）
- トウバンジャン ………………………… 1g

作り方

❶ はるさめは沸騰した湯で2〜3分茹でた後，食べやすい大きさに切る。もやしは根を取り，小松菜は4cmくらいの長さに切る。赤ピーマンは3cm長さの薄切りにする。

❷ フライパンにごま油を入れて熱し，牛肉の色が変わるまでよく炒める。

❸ だし割りしょうゆ，酒，砂糖を加えて炒め，肉に味をつける。

❹ ①の野菜を加え入れ，野菜に火が通るまで炒める。

❺ トウバンジャンを加えて軽く炒める。

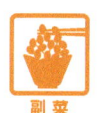

じゃがいもの真砂和え

副菜 | E 75kcal | P 1.9g | 塩 0.3g | K 261mg | リ 49mg

メニューの組み合わせにより，マヨネーズをバターに変えてもよいでしょう。たらこは食塩含有量が多いですが，少量使うことで味にメリハリが出ます。味付けの薄い主菜と組み合わせると味のバランスがとれます。

材料(1人分)

- じゃがいも……………………………………60g
- たらこ………………………………………… 5g
- マヨネーズ(全卵型) …………5g(小さじ1強)

作り方

1. じゃがいもは0.2cm角の拍子木切りにし，水にさらす。
2. 水を切った①を耐熱皿に入れ，ラップをかけて電子レンジ600Wで3分加熱する。
3. 小ボウルに皮を除いたたらことマヨネーズを入れて混ぜ，②を加えてよく和える。

野菜とカリウム (2)

●野菜の茹でこぼしって重要ですか？

　血液中のカリウムが上がると危険だから… としばしば指導されることは，野菜の茹でこぼしです。

　野菜を長時間煮込むと，カリウムが煮汁に出てきて，残った野菜のカリウムが減ることは知られています。その煮汁を捨てて，鍋に残った野菜にはもうカリウムがほとんど残っていないので安心だ，というわけです。しかし，茹でこぼしってそれほど有効なのでしょうか？

　加熱・茹でこぼしてカリウムを30%以上溶出・減少させるためには，多くの野菜で10～15分以上の時間を要します。根菜類（大根，いもなど）ではこのくらいの時間茹でても形が崩れませんが，白菜，キャベツ，きゅうりなどはクタクタになり，野菜スープならともかく，普通には食べられる状態ではなくなりますね。カリウムの含有量は30%減ったけれど食べる気もなくなった，こんなになるなら初めから量が30%少なくても生野菜のサラダを食べたほうがよかったなんて思ってしまいそうです。野菜の茹でこぼしには他にも重要な問題があるのです。当たり前のことですが，野菜に含まれているのはカリウムだけではありません。色々な栄養素が含まれています。野菜でなければ摂れない栄養素もあるのです。例えば，各種ビタミンや色々な微量元素があります。しかも野菜を摂らなければ必ず不足する栄養素が多いのです。それなのに野菜の茹でこぼしをしていたら，それらの栄養素が失われてしまいます。野菜の茹でこぼし・加熱処理は，必ず行わなければならないわけではありません。たんぱく質の摂取が少ない場合はカリウム摂取量も少なくなるため，行う必要がない場合も多いのです。茹でこぼしを行う場合でも野菜の種類に応じて行うことにより，制限された食事の中でもおいしさや楽しみを味わいたいものです。

昼食メニュー

昼食メニュー

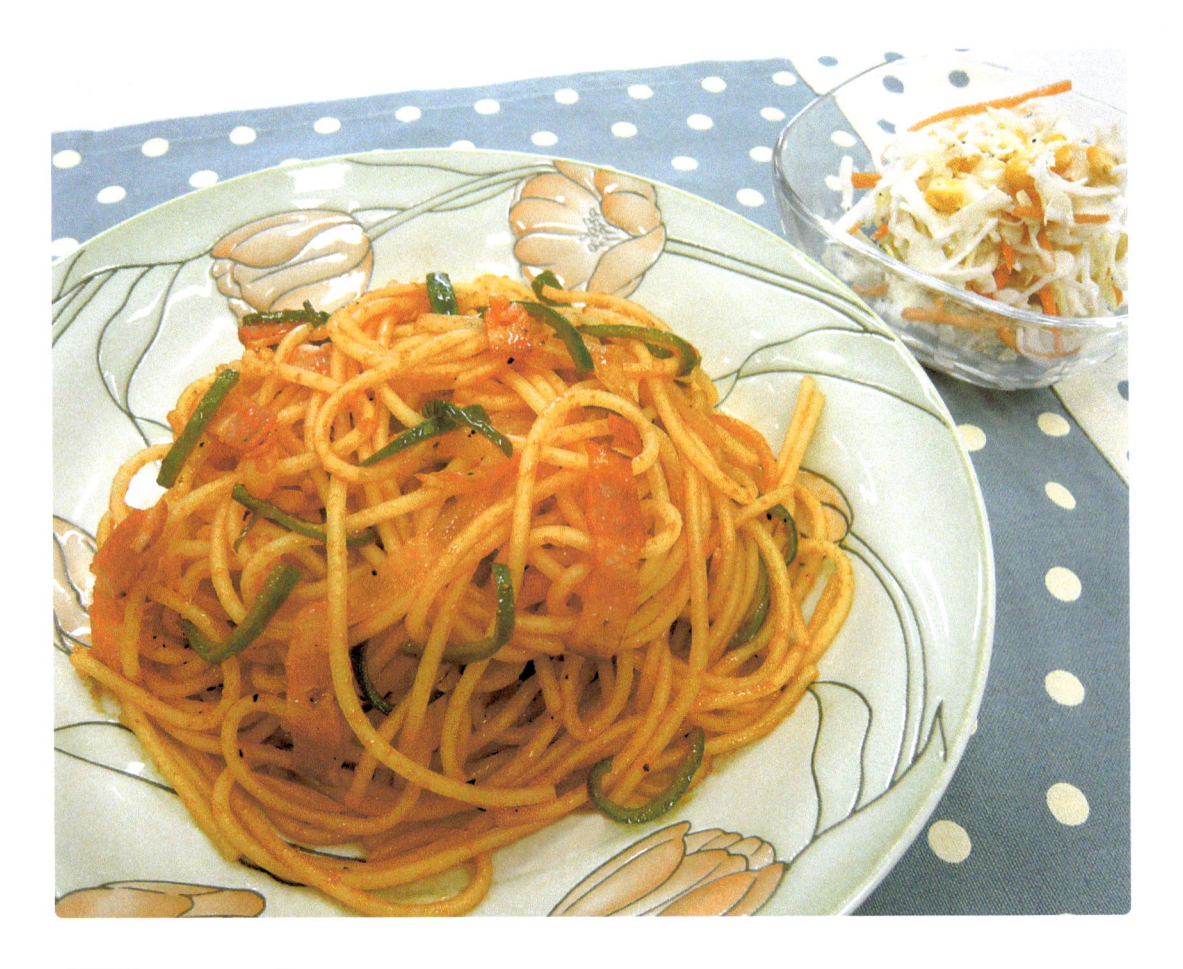

ナポリタン

主食＋主菜

E 546kcal　P 2.1g　塩 1.5g　K 172mg　リ 61mg

普通のスパゲティと変わらないおいしさです。アプロテンスパゲティの茹で上がりが硬くなってしまった場合は，茹でたスパゲティに大さじ2〜3杯の水を加えて調理をすると硬さがなくなります。

材料（1人分）

- アプロテンたんぱく調整 スパゲティタイプ*
  ··· 100g
- オリーブ油（茹でた麺にからめる）
  ·· 3g(小さじ1弱)
- 玉ねぎ ··· 20g
- ベーコン ·· 10g
- ピーマン ·· 10g
- オリーブ油 ···················· 10g（大さじ1弱）
- にんにく ·· 2g
- ケチャップ ············· 20g（大さじ1と1/3）
- 塩 ································ 0.6g（ふたつまみ）
- 黒こしょう ··· 少々

作り方

❶ でんぷんスパゲティを茹でる（p.140参照）。
❷ 玉ねぎは薄切りに，ベーコンは1cm幅に，ピーマンは薄切りにする。
❸ オリーブ油をフライパンに入れて熱し，にんにくを加えて炒め，香りが出てきたら，②を加えてさらに炒める。
❹ ①を加えて炒め，全体に混ざったらケチャップを加え，仕上げに塩・黒こしょうで味をととのえる。

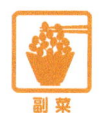

コールスローサラダ

副菜

E 71kcal　P 0.7g　塩 0.2g　K 121mg　リ 19mg

マヨネーズを使った定番サラダで，野菜は生のまま利用します。酢と砂糖を使い，味に変化をつけます。野菜は他にせん切りにしたきゅうりや玉ねぎ，セロリを使ってもおいしくできます。野菜をドレッシングと和えた後は野菜から水が出やすくなるので，食べる直前に作りましょう。

材料（1人分）

- キャベツ………………… 40g
- にんじん………………… 10g
- ホールコーン(缶)……… 10g
- マヨネーズ(全卵型)
　　…… 7g（大さじ1/2強）
- 酢 …… 3g（小さじ1弱）
- 砂糖 …… 1g（小さじ1/3）
- 黒こしょう………………… 少々
- 好みでパセリやハーブ(乾)
　　…………………………… 少々

作り方

1. キャベツ，にんじんはせん切りにし，コーンはよく水気を切る。
2. ボウルにすべての調味料を入れてよく混ぜ合わせ，①を入れて和える。
3. 器に盛り付け，好みで乾燥パセリやハーブを振りかける。

鮮度が落ちやすい野菜 (2)

●とうもろこし ── 収穫後，時間がたつごとにおいしさが減る？ ──

とうもろこしは気温の低い朝に収穫されます。夜の低温にさらされることにより，日中に光合成（葉）によってできた養分を炭水化物として実に貯めます。昼に向かい気温が高くなると呼吸で養分も消耗され始めるため，朝には十分においしさが実に貯った状態で収穫されることになります。しかし，収穫後は時間の経過により鮮度が落ちることに伴い収穫直後から糖度や味も低下していきます。それは，糖分がデンプンに変わったり，収穫後も呼吸で養分が消耗されるなどのためで，30℃の気温のもとでは1日で糖度が半減してしまうこともあります。そのため，購入後は早く食べるのがおいしくいただくコツといえます。同様なことは枝豆にもいえます。したがって，収穫後の保存方法もおいしさを保持するためのポイントです。とうもろこしを20℃で垂直に立てて置いたほうが水平に寝かせて置くよりも1日当たり約2％糖度の減少が少ないため，冷蔵庫でも畑で育つのと同じ状態で立てて保存するのが好ましいといえます。食べ切れないものは早めに調理して旨みを閉じ込めてしまうのがよいでしょう。茹でて熱いうちにラップに包むと粒にしわが寄らず，保存ができます。

とうもろこしの選び方ですが，先端まで粒が詰まっていて，ふっくらとしていて揃ったものがよいでしょう。ひげと実の数は一致しているので，ひげが多くふさふさしているものは実が詰まっています。熟すにつれてひげの色は濃くなるため，褐色ならよく熟しています。外皮は鮮やかな緑色で，重みがあるものがよいでしょう。鮮度や甘みを保つために皮付きのものがお勧めです。旬は夏です。

野菜の中では比較的高カロリーです。粒の根元は栄養豊富，ビタミンB_1・B_2，抗酸化作用のあるビタミンE，食物繊維，鉄などが含まれています。また，100g中カリウムは290mg，たんぱく質は2.7gと多く含まれます。制限の必要な患者さんは，担当栄養士や主治医の先生とご相談の上，召し上がって下さい。

夕食メニュー

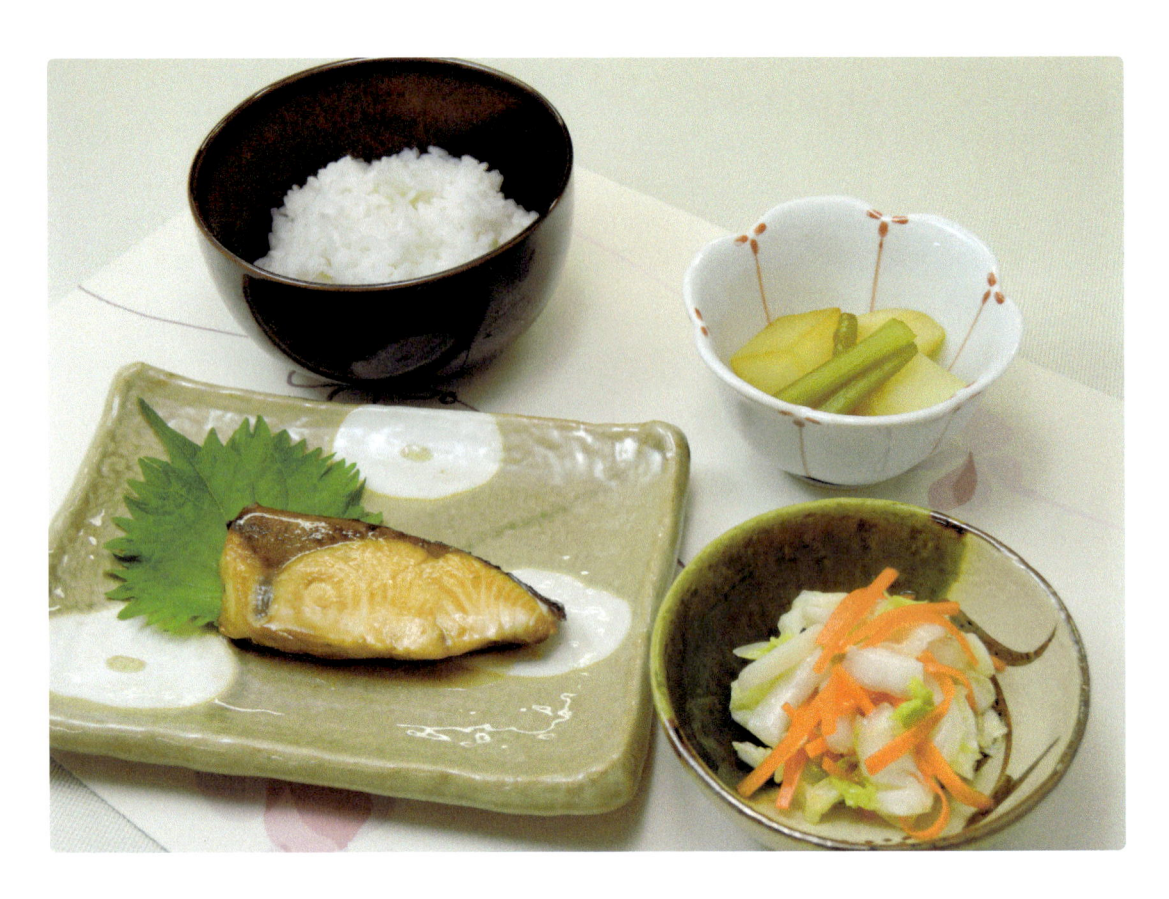

ぶりの照り焼き

主菜　E 181kcal　P 11.4g　塩 0.4g　K 237mg　リ 82mg

フライパンでさっと作れる一品です。照り焼きはいろいろな種類の魚にも合い，鶏肉を使ってもおいしいです。お好みでゆずの皮やさんしょうの葉をのせたり，粉さんしょうや七味唐辛子を振ると，減塩しながらおいしくいただけます。

材料（1人分）

- ぶり……………………………………60g
- しょうが…………………………………1g
- 油……………………………2g（小さじ1/2）
- 酒……………………………5g（小さじ1）
- だし割りしょうゆ*…………5g（小さじ1弱）
- 砂糖…………………………3g（小さじ1）
- みりん………………………3g（小さじ1/2）
- しそ……………………………………1枚

作り方

1. しょうがは薄切りにし，小ボウルに酒，だし割りしょうゆ，砂糖，みりんを入れて混ぜ合わせる。
2. フライパンに油をひき，中火にかけ，ぶりを入れて両面を焼く。焼き目がついたら①の合わせておいた調味料としょうがを入れ，両面によくからめる。
3. 皿にしそを敷き，②を盛り付ける。

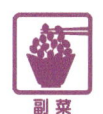

大根とふきの煮物

副菜 | E 21kcal | P 0.4g | 塩 0.8g | K 203mg | リ 19mg

表面に味をつけることで，少量の調味料でも舌で味を感じやすくなります。煮物を減塩でおいしく食べる工夫は，①だしをきかせる，②塩味は食材の表面につけることです。材料に火が通ったら塩味調味料を加え，表面に味をつけるようにさっとからめて仕上げます。

材料（1人分）

- 大根 ……………………………………… 60g
- ふき（水煮）……………………………… 15g
- みりん …………………… 3g（小さじ1/2）
- だし割りしょうゆ* ……… 3g（小さじ1/2）
- 塩 ………………………0.5g（ふたつまみ弱）
- だし汁 …………………… 50g（カップ1/4）

作り方

1. 大根は皮をむいて食べやすい大きさの乱切りにする。ふきは5cmの長さに切る。
2. 大根とふきは軽く下茹でする。
3. 鍋にだし汁とみりんを入れて中火にかけ，煮立ったら②を加えて蓋をし，大根に竹串がスッと通るまで弱火で煮る。途中で煮汁がなくなる場合には湯を少量足し入れる。
4. でき上がる際にだし割りしょうゆと塩を加え，材料の表面全体に味がつくように途中返しながら，煮汁が少なくなるまで煮る。

白菜の甘酢漬け

副菜 | E 59kcal | P 0.4g | 塩 0.3g | K 138mg | リ 19mg

甘辛のたれがおいしい一品です。作り置きができます。白菜は塩もみをして余分な水分を出しておきます。さらに減塩したい場合は，白菜を半日外に天日干ししてから使うと，水っぽくなるのを防げます。

材料（1人分）

- 白菜 ……………………………………… 50g
- にんじん ………………………………… 10g
- 塩 …………………………… 0.3g（ひとつまみ）
- 酢 ………………………… 10g（大さじ2/3）
- 砂糖 ………………………… 5g（小さじ1強）
- ごま油 ……………………… 3g（小さじ1弱）
- 唐辛子 …………………………………… 小1本

作り方

1. 白菜は食べやすい大きさに切り，にんじんはせん切りにし，塩で軽くもむ。
2. ボウルに酢・砂糖を入れてよく混ぜ合わせ，水気を絞った①を加えて和える。
3. フライパンにごま油と唐辛子を入れて熱し，唐辛子の風味が出てきたら火を止めて唐辛子を取り出す。
4. 仕上げに③を熱々の状態で上からかけ，全体を混ぜる。

夕食メニュー

夕食メニュー

サンラータン 汁物

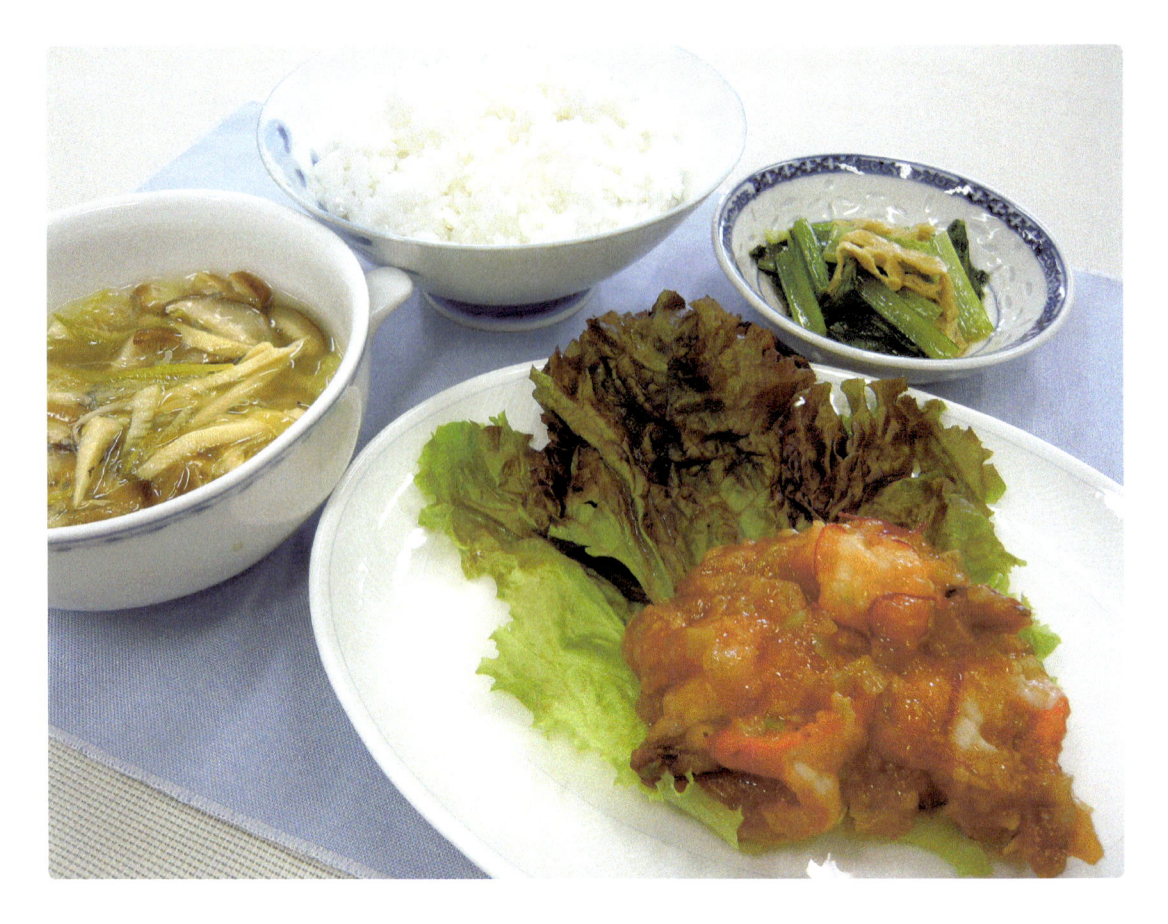

E 54kcal　P 1.5g　塩 1.4g　K 261mg　リ 41mg

酸味と辛味をきかせ，減塩しています。ご飯にかけて食べてもおいしいです。ザーサイは食塩が多い漬物ですが，水に漬けて塩出しすることで，食塩を減らすことができます。汁にとろみをつけると，舌に長時間残るため，味を感じやすくなります。

材料（1人分）

- たけのこ……………………………………… 10g
- ねぎ…………………………………………… 15g
- ザーサイ……………………………………… 3g
- 干ししいたけ(乾)…………………………… 5g
- はるさめ(乾)………………………………… 2g
- 酢………………………………… 5g（小さじ1）
- 顆粒中華だし…………………… 2g（小さじ1/2）
- 片栗粉…………………………… 2g（小さじ1弱）
- ラー油…………………………… 1g（小さじ1/4）
- 干ししいたけの戻し汁…100g（カップ1/2）
  （足りなければ水を足す）

作り方

1. たけのこは細切り，ねぎは縦に開いてせん切りにする。ザーサイは細切りにし，水に漬けて塩出しする。干ししいたけは水で戻して細切りにする。
2. はるさめは沸騰した湯で茹でて戻し，食べやすい長さに切る。
3. 鍋に干ししいたけの戻し汁（足りなければ水）と①を入れて火にかけ，しばらく沸騰させた後，②を入れ，酢と顆粒中華だしで調味する。
4. 再び沸騰したら水溶き片栗粉でとろみをつけ，器に盛りつけてラー油を垂らす。

えびのチリソース炒め

主菜 | E 187kcal | P 6.5g | 塩 0.6g | K 207mg | リ 100mg

一口大に切った白身魚やいかを使ってもおいしくできます。背開きにしたえびにでんぷん薄力粉をまぶして揚げることで，ボリュームが出て味がからみやすくなります。でんぷん薄力粉は片栗粉でも代用できます。

材料（1人分）

- えび（ブラックタイガー）……………………40g
- 酒……………………………… 5g（小さじ1）
- でんぷん薄力粉*…………… 7g（小さじ2強）
- ねぎ ……………………………………… 20g
- しょうが …………………………………… 3g
- 油 ……………………………… 5g（小さじ1強）
- 唐辛子……………………………………少々
- 片栗粉…………………………… 3g（小さじ1）
- サニーレタス ……………………………… 10g
- 揚げ油……………………………………適量

A
- ケチャップ……………………… 5g（小さじ1）
- 砂糖……………………………… 3g（小さじ1）
- 顆粒中華だし ……………… 0.5g（ひとつまみ）
- 水………………………………30g（大さじ2）

作り方

1. えびは殻と背わたを取って背開きにし，酒に漬ける。ねぎとしょうがはみじん切りにする。小ボウルに **A** を入れて合わせ調味料を作る。
2. えびにでんぷん薄力粉をまぶし，180℃くらいの油で揚げる。
3. フライパンに油を熱し，中火にかけ，ねぎとしょうがを炒め，香りが出てきたら合わせた調味料を加え，混ぜながら加熱する。
4. さらに②を加えてよくからめる。
5. 仕上げに水溶き片栗粉を加えてとろみをつけ，サニーレタスを敷いた皿に盛り付ける。

小松菜と油揚げの煮浸し

副菜 | E 45kcal | P 1.7g | 塩 0.1g | K 166mg | リ 34mg

油揚げを入れることで，味にコクが出ます。油揚げは1枚（20g）で4.6gのたんぱく質（植物性）が含まれますが，少量（5g）入れるだけでも味に変化が出て旨味が増します。グリルであぶってもおいしいです。

材料（1人分）

- 小松菜…………………………………… 30g
- 油揚げ…………………………………… 5g
- 油……………………………… 2g（小さじ1/2）
- 酒……………………………… 2g（小さじ1/2弱）
- だし割りしょうゆ*…………… 2g（小さじ1/3）
- だし汁……………………… 20g（大さじ1と1/3）

作り方

1. 小松菜は3cmの長さに切る。油揚げは熱湯をかけて油抜きをし，短冊切りにする。
2. 鍋に油をひいて中火にかけ，小松菜と油揚げを入れて軽く炒める。
3. 小松菜がしんなりしてきたら，だし汁，酒，だし割りしょうゆを加え，弱火で炒り煮する。

夕食メニュー

夕食メニュー

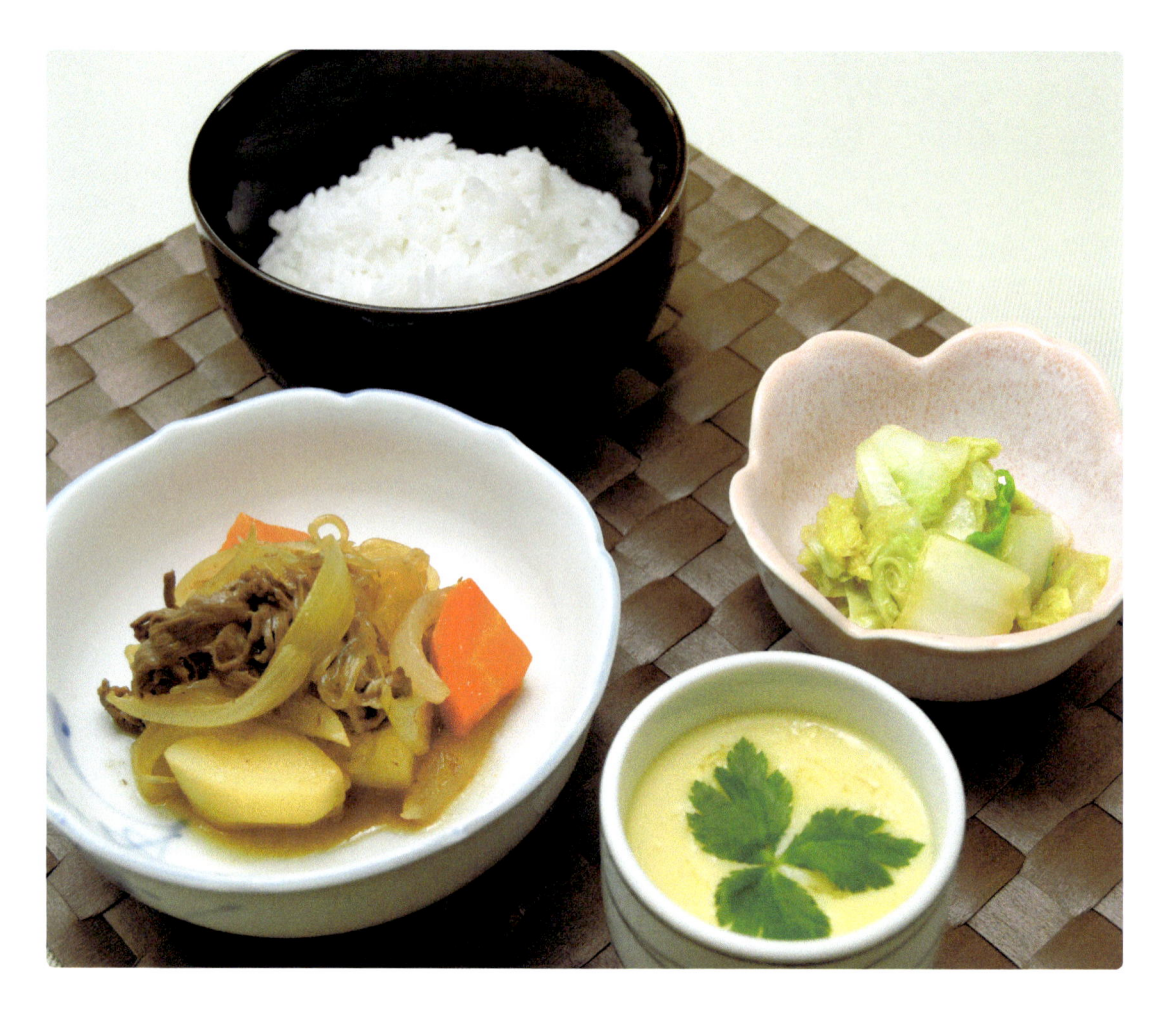

肉じゃが

主菜　E 217kcal　P 4.8g　塩 0.5g　K 414mg　リ 86mg

甘辛の味付けがご飯と合います。たんぱく質摂取量に余裕があれば，きのこを20g加えてもよいでしょう。にんじんや玉ねぎはお好みで増減して下さい。玉ねぎを多くすると甘みが増します。

材料（1人分）

- じゃがいも……………………………………50g
- にんじん………………………………………20g
- 玉ねぎ…………………………………………20g
- しらたき………………………………………20g
- 牛肩ロース肉脂身つき………………………30g
- 油……………………………… 4g（小さじ1）
- だし割りしょうゆ*………… 5g（小さじ1弱）
- 酒……………………………… 5g（小さじ1）
- 砂糖…………………………… 3g（小さじ1）
- だし汁……………………… 100g（カップ1/2）

作り方

1. じゃがいもは皮をむき，一口大の大きさに切る。にんじんは乱切りにし，玉ねぎはくし形に切る。しらたきと牛肉は食べやすく切る。
2. 鍋に油を熱して中火にし，牛肉を入れて炒め，色が変わったらじゃがいも，にんじん，玉ねぎを加えて全体を混ぜながら軽く炒める。
3. だし汁，しらたきを入れ，材料に軽く火が通るまで煮てから砂糖，酒，だし割りしょうゆを加え，煮汁が少なくなるまで煮る。

茶碗蒸し

副菜 | E 44kcal | P 3.1g | 塩 0.8g | K 125mg | リ 62mg

でんぷんもちを小さく切って入れると，エネルギーが増やせます。たんぱく質摂取量に余裕があれば，鶏もも肉皮付き20g（エネルギー 38kcal，たんぱく質3.4g）を入れてもよいでしょう。

材料（1人分）

- 卵 ·································· 25g
- だし汁 ················ 100g（カップ 1/2）
- 生しいたけ ···························· 5g
- みつば ······························· 1g
- ぎんなん ····························· 2g
- だし割りしょうゆ *
    ················· 1.5g（小さじ 1/4）
- 塩 ·············· 0.5g（ふたつまみ弱）

作り方

1. 卵は溶き卵にする。だし汁を作ってよく冷ます。
2. しいたけは薄切りにし，みつばは2cmの長さに切る。器にしいたけとぎんなんを入れる。
3. だし汁をだし割りしょうゆと塩で調味し，溶き卵と合わせて茶こしなどで濾して②に入れる。
4. 中火にして蒸し器で15分くらい蒸す。透明の汁が出てきたら火を止め，仕上げにみつばをのせる。

白菜のからし和え

副菜 | E 17kcal | P 0.6g | 塩 0.3g | K 181mg | リ 29mg

からしをわさびに変えればわさび和えに。野菜はほうれん草などの青菜やきゅうりも合います。市販のチューブ入り練りからしにはわずかに食塩が含まれます（1g中0.1g）。
からし粉を使って練りからしにする場合は，少量の湯を加えてよく練ることで辛味が増します。

材料（1人分）

- 白菜 ································ 80g
- だし割りしょうゆ * ········· 3g（小さじ 1/2）
- 練りからし ·························· 1g
- だし汁 ················· 3g（小さじ 1 弱）

作り方

1. 白菜は食べやすい大きさに切って沸騰した湯で茹で，軟らかくなったらザルに上げ，冷ました後，よく水気を絞る。
2. 小ボウルにだし汁と調味料を入れてよく混ぜ合わせ，①を加えて和え，器に盛り付ける。

野菜の選び方 (3)

●じゃがいも

ふっくらと丸く重量感があり，皮にきずやしわがないものを選びます。芽が出たり皮が緑色になった部分には，天然毒素のソラニンやチャコニンが含まれているので，避けましょう。

●白菜

外側の葉は生き生きとした緑で，巻きのしっかりした重いものがよいでしょう。カットされているものは，時間がたつと芯の辺りが盛り上がってきます。このようなものは鮮度が低下しています。芯は伸びていない低めのものを選びましょう。

夕食メニュー

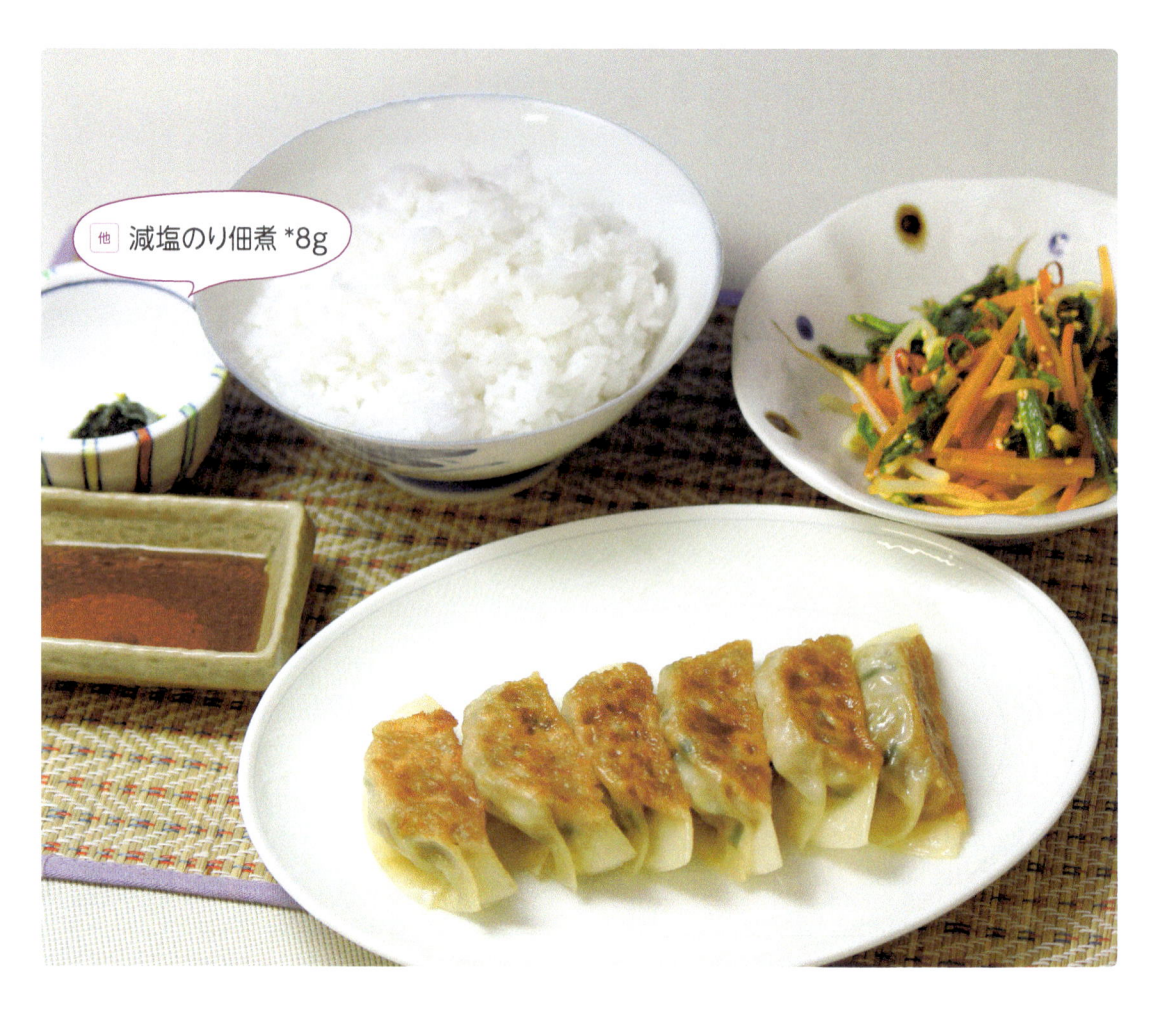

減塩のり佃煮 *8g

ナムル

副菜　E 48kcal　P 1.1g　塩 0.2g　K 253mg　リ 29mg

ごま油や唐辛子の香りと辛味をきかせ，減塩で仕上げます。お好みでにんにくを加えてもよいでしょう。作ってから時間が経つと，野菜の水分が出て水っぽくなり味が薄くなるので，よく水気を絞ります。生野菜を使う場合は，塩もみをしてしばらく置き，水気を絞ります。

材料（1人分）

- ほうれん草 ……………………………… 30g
- もやし ……………………………………… 20g
- にんじん …………………………………… 10g
- 炒りごま …………………………… 1g（小さじ1/3）
- だし割りしょうゆ* ………… 4g（小さじ2/3）
- ごま油 …………………………… 3g（小さじ1弱）
- 唐辛子 …………………………………………… 少々

作り方

1. ほうれん草は茹でて軽く水にさらした後，水気をよく絞り，食べやすい長さに切る。もやしも茹でてザルに上げ，冷ます。にんじんはせん切りにして茹でる。
2. ボウルに炒りごまと調味料をすべて入れ，①を入れて和える。

野菜たっぷり餃子

主菜　E 228kcal　P 6.9g　塩 0.3g　K 228mg　リ 68mg

でんぷん薄力粉を使って、皮から手作りすることもできます。下記の分量で、手作りの皮はエネルギー 163kcal、たんぱく質 0.2g、市販の皮はエネルギー 96kcal、たんぱく質 2.9g です。手作りの皮は乾燥しやすいので、具を包んだらすぐに焼いて下さい。

材料（1人分）

- 餃子の皮（市販）……………………6枚（35g）
- 豚ひき肉……………………………………20g
- 白菜…………………………………………20g
- にら…………………………………………10g
- ねぎ…………………………………………10g
- 生しいたけ……………………………………5g
- しょうが………………………………………2g
- にんにく………………………………………2g
- だし割りしょうゆ *……………3g（小さじ1/2）
- ごま油……………………………3g（小さじ1弱）
- 片栗粉……………………………2g（小さじ1弱）
- こしょう……………………………………少々
- ラー油………………………………………少々

【たれ】
- 油…………………………………4g（小さじ1）
- 酢……………………………10g（大さじ2/3）
- だし割りしょうゆ *………………2g（小さじ1/3）

作り方

1. 白菜、ねぎ、しいたけ、しょうが、にんにくはすべてみじん切りにし、水気を絞る。にらは0.5cmの長さに切り、すべてボウルに入れる。豚ひき肉、片栗粉、たれ以外の調味料を加えてよく混ぜる。
2. ①を5等分にし、餃子の皮で包む。
3. フライパンに油をひいて中火にかけ、熱くなったら餃子を並べて入れる。餃子の下面に少し焼き色がついたら湯を入れて蓋をし、水がなくなるまで蒸し焼きにする。

（　皮を手作りする場合　）

材料（1人分）

- でんぷん薄力粉 *
   ………………………30g（大さじ3強）
- ぬるま湯………25g（大さじ1と2/3）
- トレハロース *………………………6g
- マヨネーズ（全卵型）
   ……………………… 5g（小さじ1弱）

作り方

1. ボウルにでんぷん薄力粉、トレハロース、マヨネーズを入れ、ぬるま湯を加えながら箸で混ぜる。
2. ある程度まとまったら手でこね、耳たぶくらいの硬さになるよう、ぬるま湯を入れて調整する。
3. 5等分に包丁で切り、麺棒などで丸く伸ばす。

夕食メニュー

夕食メニュー

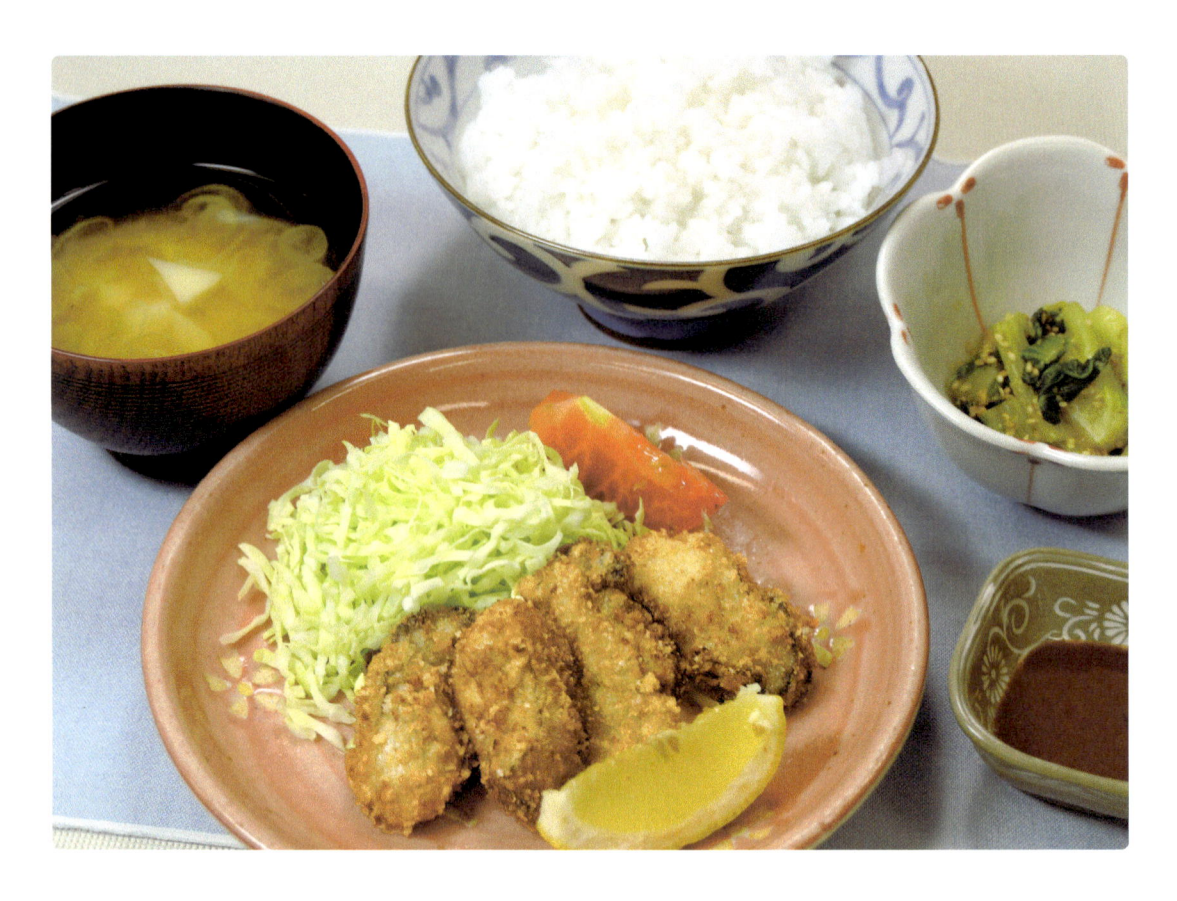

カキフライ

主菜 | E 220kcal | P 3.2g | 塩 1.3g | K 146mg | リ 66mg

カキはたんぱく質が少ない上に亜鉛や鉄が多い重宝な食品です。カキが出回る時期にはぜひ利用しましょう！米パン粉（25g中たんぱく質0.4g）を使い，たんぱく質を抑えています。普通のパン粉は25gでたんぱく質3.0gです。ソースの代わりに酢じょうゆをかけるとさっぱりとして，ご飯に合います。

材料（1人分）

- カキ ………………………………… 60g
- 片栗粉 ……………………………… 3g（小さじ1）
- 米パン粉 …………………………… 7g（大さじ2強）
- こしょう …………………………… 少々
- 練りからし ………………………… 0.5g
- 中濃ソース ………………………… 6g（小さじ1）
- ケチャップ ………………………… 4g（小さじ弱）
- 揚げ油 ……………………………… 適量

作り方

1. カキは流水でよく洗い，キッチンペーパーで水気をよく拭き取る。こしょうを振る。
2. 片栗粉を水で溶き，カキを入れ，米パン粉をつける。鍋に揚げ油を熱し，180℃で揚げる。
3. 別容器に中濃ソース，ケチャップ，練りからしを入れ，よく混ぜ合わせる。
4. 皿に付け合せとカキフライを盛り，③のソースを添える。

付け合わせ

副菜 | E 15kcal | P 0.5g | 塩 0.0g | K 115mg | リ 15mg

フライの付け合わせに定番の生のせん切りキャベツ！ たんぱく質をしっかり制限すれば，生の野菜もそのまま食べられます！

材料（1人分）
- キャベツ……………………………… 30g
- トマト………………………………… 20g
- レモン………………………………… 10g

作り方
1. キャベツはせん切りにし，トマト，レモンはくし形に切る。
2. 皿にキャベツ，トマト，レモンを盛り付け，主菜をのせる。

チンゲンサイのごましょうが和え

副菜 | E 12kcal | P 0.6g | 塩 0.1g | K 115mg | リ 18mg

さっぱりした味付けです。野菜は何でも合います。炒りごまをそのまま使うと簡単にできますが，さらにすりごまにして和えると，より香りが引き立ち，おいしくなります。

材料（1人分）
- チンゲンサイ………………………… 40g
- しょうが………………………………… 2g
- 炒りごま………………………………… 1g
- だし割りしょうゆ *…………………… 2g
- だし汁…………………………………… 2g

作り方
1. チンゲンサイは4cmの長さにし，根元の部分は6〜8等分に切ってから沸騰した湯で茹でる。茹で上がったら水に放ち，ザルに上げて水気を絞る。しょうがはおろし金でおろす。
2. 小ボウルに①と炒りごま，調味料を入れ，よく和える。

じゃがいものみそ汁

汁物 | E 32kcal | P 1.1g | 塩 0.7g | K 220mg | リ 36mg

材料（1人分）
- じゃがいも…………………………… 30g
- ねぎ…………………………………… 10g
- みそ………………………… 5g（小さじ1弱）
- だし汁……………………… 100g（カップ1/2）

作り方
p.36参照

夕食メニュー

夕食メニュー

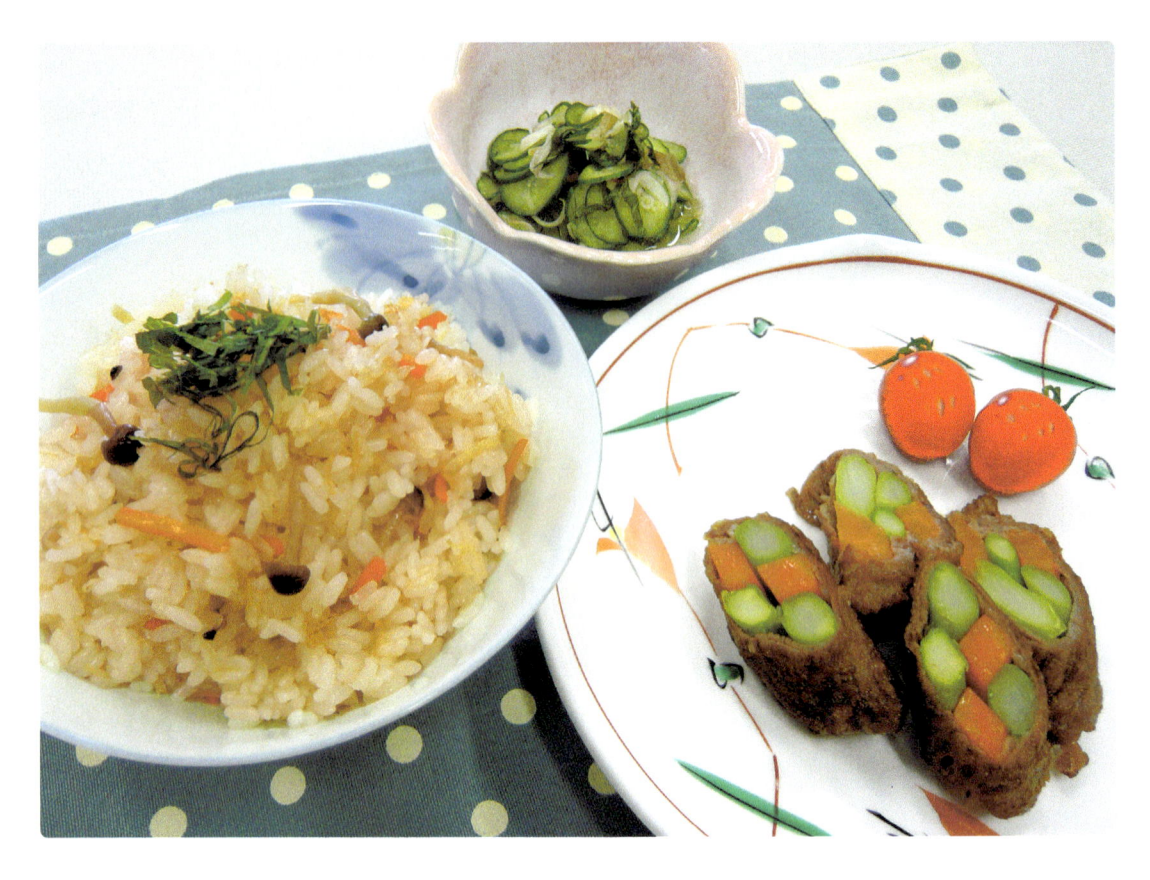

ほたて貝柱ご飯

主食+主菜

E 414kcal　P 3.5g　塩 0.5g　K 227mg　リ 87mg

貝柱の旨味をきかせた炊き込みご飯。缶詰の汁も利用すると旨味が増します。でんぷんもちを5mm大の角切りにして一緒に炊飯することで，おこわのような食感を楽しめます。もっちり感がお好きな方はでんぷんもちを多めにして下さい。

材料（1人分）

- でんぷん米
  または低たんぱく米*（炊飯前）………… 100g
- 炊飯水（ほたて貝缶詰の汁と合わせて）
  ……………………… 100g（カップ1/2）
- だし汁………………… 50g（カップ1/4）
- でんぷんもち*……………………………… 20g
- ほたて貝（貝柱缶詰）……………………… 20g
- しめじ………………………………………… 20g
- にんじん……………………………………… 10g
- しょうが……………………………………… 2g
- 酒………………………………… 5g（小さじ1）
- だし割りしょうゆ*………… 3g（小さじ1/2）
- しそ…………………………………………… 1枚

作り方

1. ほたて缶詰はほたてと汁と分ける。しめじは食べやすい大きさに切り，にんじんは2cm長さにし，しょうがとともにせん切りにする。
2. 炊飯器にしそ以外の材料を全て入れ，よく混ぜた後，炊飯する。
3. 炊き上がったらよく混ぜ，茶碗に盛り付けて，上にせん切りにしたしそを飾る。

アスパラガスの肉巻き

主菜 | E 178kcal | P 4.6g | 塩 0.6g | K 256mg | リ 71mg

少ない肉でも野菜に巻くことでボリュームアップできます。ご飯のおかずにも合います。でんぷん薄力粉をつけて焼くことで，ソースがからみやすく，味がしっかりつきます。でんぷん薄力粉の代わりに片栗粉を使ってもよいです。

材料（1人分）

- 牛肩ロース肉脂身つき……………… 30g
- アスパラガス………………………… 30g
- にんじん……………………………… 15g
- でんぷん薄力粉＊……2g（小さじ1弱）
- 油……………………… 4g（小さじ1）
- オイスターソース……5g（小さじ1弱）
- ミニトマト…………………………… 20g

作り方

1. アスパラガスは根元3分の1くらいの硬い部分の皮をむき，3等分に切る。にんじんは拍子木切りにし，それぞれ茹でる。
2. まな板に牛肉を広げ，アスパラガスとにんじんを芯にしてくるくると巻き，でんぷん薄力粉を薄くまぶす。
3. フライパンに油をひき，中火にかけ，②を入れて焼く。
4. 表面に焼き色がつき，牛肉に十分火が通ったらオイスターソースを加えてからめる。
5. 皿に盛り付け，ミニトマトを添える。

酢の物

副菜 | E 22kcal | P 0.4g | 塩 0.3g | K 110mg | リ 17mg

みょうがの代わりにしょうがをせん切りにして加えてもおいしくできます。野菜は何でも合いますが，味が薄くならないように野菜の水気をよく絞ってから和えるのがポイントです。作り置きをしても味がなじんでよりおいしくなります。

材料（1人分）

- きゅうり……………………………… 40g
- 塩……………………0.3g（ひとつまみ）
- みょうが……………………………… 10g
- しそ…………………………………… 1g
- 酢……………………10g（大さじ2/3）
- 砂糖………………………3g（小さじ1）
- だし汁……………………5g（小さじ1）

作り方

1. きゅうりは薄い輪切りにし，塩もみをしてしばらく置き，水気を絞る。みょうがは輪切りに，しそはせん切りにする。
2. ボウルに酢，砂糖，だし汁を入れてよく混ぜ，①を加えて和え，器に盛り付ける。

夕食メニュー

夕食メニュー

他 麦茶 120g

天丼

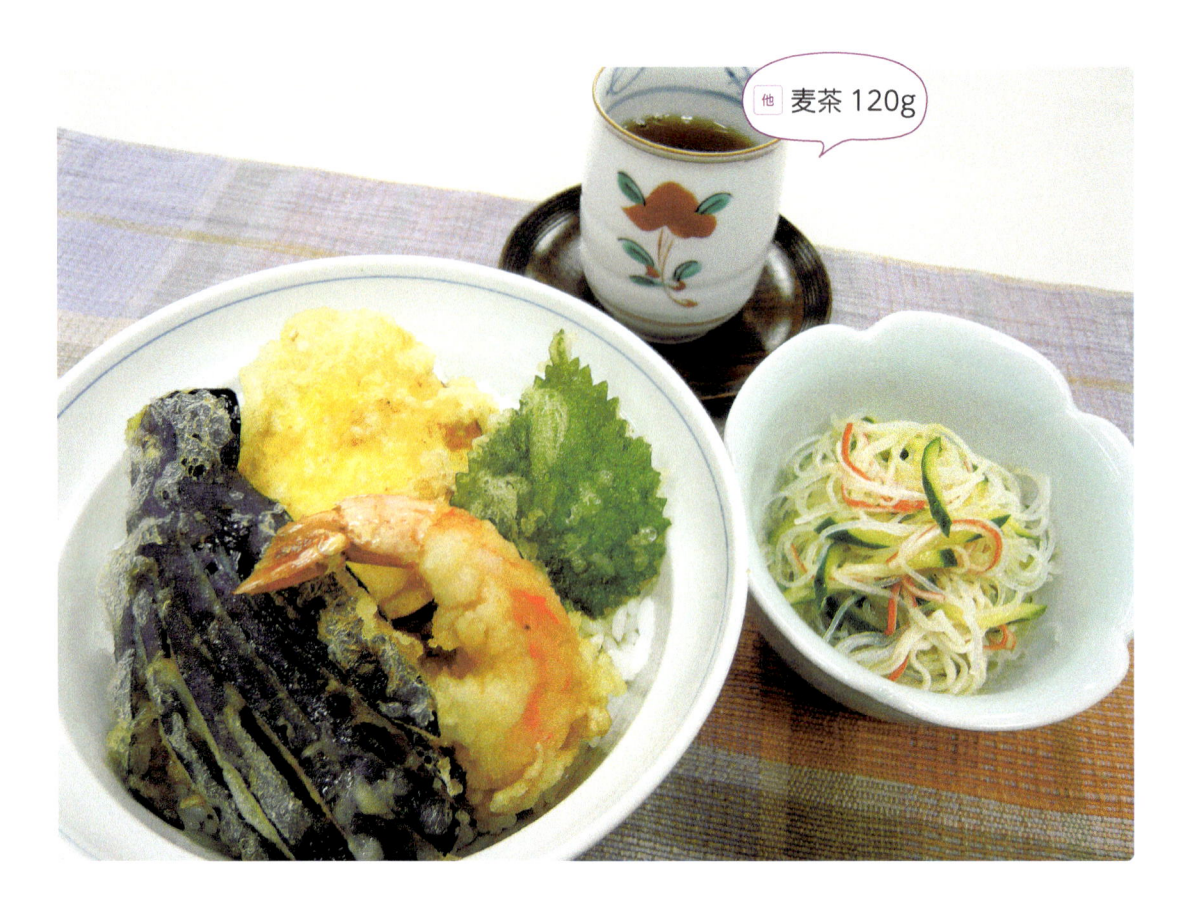

主食＋主菜　E 664kcal　P 4.5g　塩 0.7g　K 213mg　リ 98mg

天ぷらとしてご飯と別々にしても。お好みの食材，季節の食材でアレンジしましょう。低たんぱく食でもでんぷん薄力粉を使えば普通と変わらないボリュームの天ぷらが楽しめます。卵を加えることで衣がふんわりカラッと，自然な色に揚がります。

材料（1人分）

- でんぷん米
  または低たんぱく米 *（炊飯前）… 100g
- 炊飯水…150〜200g を目安に好みで
- えび（ブラックタイガー）………… 20g
- なす ……………………………………… 30g
- さつまいも…………………………… 20g
- でんぷん薄力粉 *…20g（大さじ2強）
- 卵 ………………………………………… 5g
- 冷水 ………… 20g（大さじ1と1/3）
- だし割りつゆの素 *………………… 8g
- 揚げ油………………………………… 適量
- しそ …………………………………… 0.3g

作り方

1. えびは背わたと殻を取り，尾の部分を斜めに切ってしごいて水を出す。腹のほうに3か所ほど切り目を入れ，手で切り目のところを引っぱり，筋を切っておく。なすは半分に切り，下2/3のところから0.3〜0.5cm幅に大きく切り目を入れ，手で上から押し広げる。さつまいもは0.8cm幅の斜め切りにし，しそは軸を取り，それぞれ水気をよく拭き取る。
2. 衣を作る。ボールにでんぷん薄力粉と冷水，卵を入れ，さっと混ぜ合わせる。
3. 鍋に揚げ油を熱し，②に衣を付けて180℃で揚げる。
4. 丼に①を盛り，上にバランスよく④を盛り付け，だし割りつゆの素をかける。

はるさめの酢じょうゆ和え

副菜 E 65kcal P 1.4g 塩 0.4g K 51mg リ 17mg

はるさめの代わりに葛きりやマロニー，でんぷん麺を使ってもおいしくできます。材料の大きさをそろえると食べやすくなります。からしで調味した料理は，時間が経つと辛味が飛んでしまうので，1回に食べる分だけ作りましょう。主菜に塩の多い料理と組み合わせるとバランスがとれます。

材料（1人分）

- きゅうり……………………………………20g
- はるさめ（乾）……………………………10g
- かにかまぼこ……………………………10g

A
- 酢………………………7g（大さじ1/2弱）
- 練りからし………………………………1g
- だし割りしょうゆ*………1g（小さじ1/6）
- 砂糖………………………1g（小さじ1/3）
- ごま油……………………1g（小さじ1/4）

作り方

1. はるさめは沸騰した湯で茹で，ザルに上げて水を切り，適当な長さに切る。
2. きゅうりは斜め薄切りにしてから縦せん切りにし，かにかまぼこは手で裂く。
3. ボールに **A** の調味料を合わせ，はるさめ，きゅうり，かにかまぼこを入れて和える。

夕食メニュー

鮮度が落ちやすい野菜（3）

●れんこん ── 穴は空気孔？ ──

れんこんははすの根と書くのですが，はすの地下茎が泥の中に伸びたもので，3～5節ほど連なっています。根元に近くなるほど硬く，先端ほど軟らかくなります。小ぶりのものは，節も少なく軟らかです。大きくなると根の近くは筋っぽさを感じるものがあります。先端の軟らかい部分はサラダなどに，真ん中は何に使ってもよく，根元に近い硬めの部分はきんぴらや煮物に，またはつぶして使うのもよいといわれます。切り方によっても食感は変わってきます。繊維に直角に輪切りにするとシャキシャキとした食感になり，乱切りにして煮物に入れるとホクホクとした食感が味わえます。

節と節の間は丸くてふっくらして重みがあるものがよいでしょう。断面の穴は小さくてほぼ同じ大きさ，皮は淡い褐色で，切り口は白いものを選びましょう。時間が経つと茶色に変色するため，近くの産地のものを選ぶと日持ちもするかと思います。

れんこんは酸素があまりない泥の中で育ちますが，地上に行く葉とつながっていて，いくつもある穴は酸素の通り道になっています。この穴をのぞくと「先が見える」もしくは「先が見通せる」ということから，祝いの料理に使われるようになったようです。おせちにも入っていますよね。

れんこんの旬は秋から冬になります。ビタミンCがとても豊富で，体の老化を抑制し，美肌作りにもよいとされます。ミネラルや胃腸を保護するムチンやポリフェノールのタンニンも含まれ，抗酸化作用や老化防止も期待されます。ただ，カリウムも豊富に含まれているので（生で100g当たり440mg，茹でた後で240mg），カリウム制限が必要な患者さんは注意して召し上がって下さい。

夕食メニュー

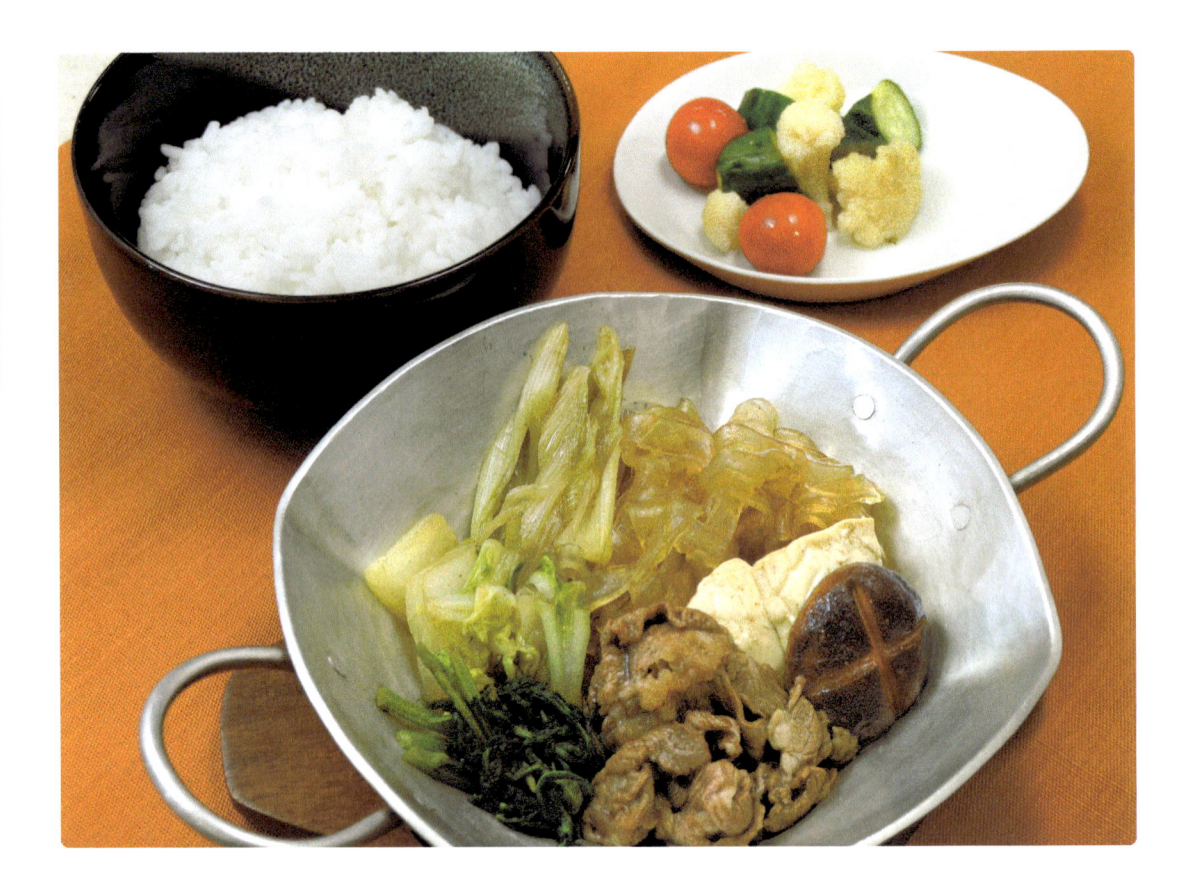

すき焼き
主菜

E 254kcal　P 7.2g　塩 0.9g　K 420mg　リ 118mg

たんぱく質を調整しやすいメニューの1つです。葛きりを加えることでボリュームアップできます。スペースを別に作っておけば，家族と一緒に鍋料理を楽しめます。すき焼きは甘辛い味付けで塩が多くなりがちですので，副菜には塩の少ない料理を組み合わせましょう。

材料（1人分）

- 牛肩ロース肉脂身つき……………………30g
- 白菜…………………………………………50g
- 木綿豆腐……………………………………30g
- ねぎ…………………………………………30g
- 春菊…………………………………………20g
- 葛きり（乾燥）……………………………15g
- 生しいたけ…………………………………10g

【割り下】
- だし割りしょうゆ*………13g（大さじ2/3強）
- 酒……………………………10g（大さじ2/3）
- 砂糖…………………………6g（大さじ2/3）
- みりん………………………5g（小さじ1弱）
- だし汁………………………50g（カップ1/4）

作り方

① 木綿豆腐，白菜，春菊は食べやすい大きさに切り，ねぎは大きく斜め切りにする。生しいたけは石づきを取る。
② 葛きりは沸騰した湯で茹でてザルに上げる。
③ 割り下を作る。鍋に調味料とだし汁を入れ，火にかけてから牛肉，白菜の芯（白い部分）や春菊の茎など硬いものから順に材料を入れ，軟らかくなるまで煮る。

和風ピクルス

副菜　E 42kcal　P 0.7g　塩 0.3g　K 187mg　リ 28mg

ピクルスを簡単に和風で仕上げます。まとめて作り，味が染み込んだほうがおいしくなります。食塩が少ないので，2，3日で食べ切って下さい。だし汁の代わりに柑橘果汁5gと乾燥昆布を入れてもよいでしょう。味を浸透させるには調味液を沸騰させてから加え，漬け置きすることがポイントです。

材料（1人分）

- カリフラワー……………………………20g
- きゅうり…………………………………20g
- ミニトマト………………………………20g

【調味液】

- 酢…………………………10g（大さじ2/3）
- 砂糖………………………6g（大さじ2/3）
- 塩…………………………0.3g（ひとつまみ）
- 粉さんしょう……………………………少々
- だし汁……………………10g（小さじ2）

作り方

1. カリフラワーは小房に分けて沸騰した湯で茹で，ザルに上げる。きゅうりは乱切りにし，ミニトマトはヘタを取ってよく洗い，それぞれ水気をよく拭く。
2. 調味液を作る。耐熱の深皿にだし汁，酢，砂糖，塩，粉さんしょうを入れて混ぜ，電子レンジ600Wで1分ほど加熱する。
3. ②の熱いうちに①の野菜を入れて和える。冷めたら冷蔵庫に入れ，味を浸透させる。

夕食メニュー

野菜の働き (5)

●トマト ── ミニトマトは普通のトマトと比べると栄養価が高い？ ──

トマトの種類は色々ですが，日本に多いピンク系，世界の品種の中で多い赤系，ミニトマトなどに分類されます。普通のトマトはビタミンCが100g中15mgに対し，ミニトマトは32mgと，2倍ほど多く含まれています。その他の栄養素もミニトマトのほうが多く含まれています。普通のトマトは，日持ちや運送上の理由などから早めに収穫，出荷されるものが多く，追熟し赤くなります。しかし，ミニトマトは追熟がむずかしいために，成熟するまで枝で育つため栄養価も高くなるのが理由のひとつともいえます。また，フルーツトマトは果物くらいに甘いのですが，これは品種名ではなく糖度が8度以上あるトマトの総称なんですよ。水を控えて不足気味に栽培することにより，うまみ成分や甘みが凝縮され，一粒が小ぶりで濃厚な味に育ちます。

トマトの選び方ですが，色が濃くてツヤ・ハリがあり，重みのあるものがよいでしょう。先端に光のクロスのように放射線状のスジが出ているものは，比較的甘みが感じられるといわれます。トマトはカロテン，リコピン，ビタミンC，ルチンなどの栄養素を含んでいます。リコピンはフィトケミカルの一種で，カロテンの数倍強い抗酸化力があるともいわれ，体のサビといわれる活性酸素の働きを抑え，がんや様々な病気を防ぎ老化を予防すると期待されています。赤い色が濃いほどリコピンを多く含んでいるといわれます。

トマトは，加熱することで甘みやうまみがぐっと増します。煮込み料理では，うまみ成分であるグルタミン酸が肉や魚，他の野菜などを引き立ててくれて相性もよく，中国では炒めものにも使われています。栄養価が高く生食に選べるものから，加熱料理で味が引き出されるものまで，上手に使い分けをしておいしくいただきたいですね。

夕食メニュー

他 みかん

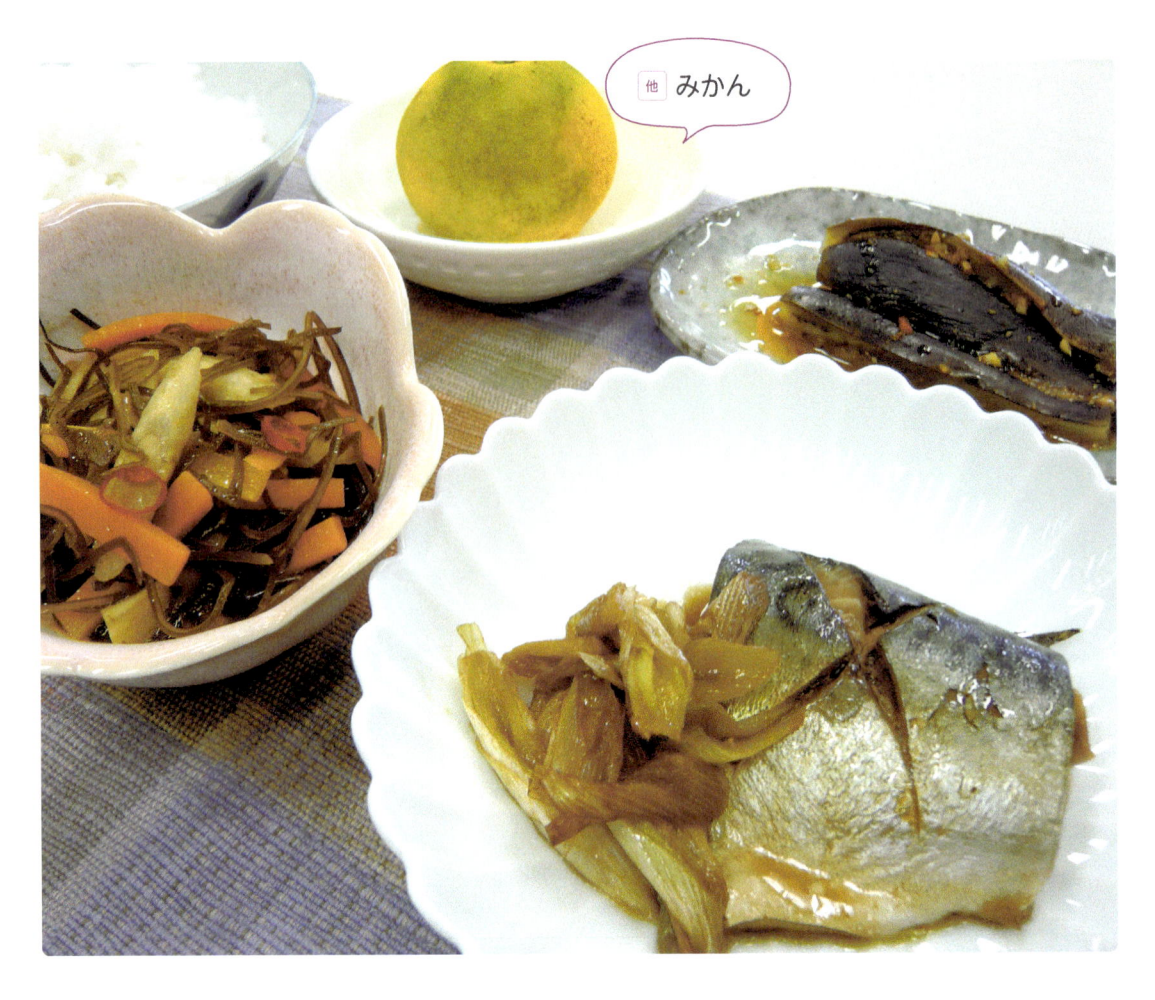

煮魚

主菜　E 171kcal　P 11.2g　塩 0.8g　K 246mg　リ 143mg

しっかりとした味に仕上げています。副菜は食塩の少ない料理を組み合わせましょう。さばに切り目を入れることで，火の通りと味の浸透がよくなります。煮魚はほとんどの魚に応用できますので，お好みでアレンジして下さい。

材料（1人分）

- さば……………………………………60g
- ねぎ……………………………………20g
- しょうが…………………………………2g
- 砂糖………………………4g（小さじ1強）
- 酒………………………10g（大さじ2/3）
- だし割りしょうゆ*
  　　　　　　……………10g（大さじ1/2強）

作り方

1. さばは水でよく洗い，表面に十字の切り目を入れる。ねぎは斜め切りにし，しょうがは薄切りにする。
2. 平鍋に砂糖，酒，だし割りしょうゆ，しょうがを入れて中火にかけ，煮立ったらねぎとさばを入れる。煮汁が少なければ水を加えて落とし蓋をし，火が通るまで煮る。
3. 皿にさばとねぎを盛り付ける。

切り昆布と根菜の煮物

副菜 | E 64kcal | P 0.7g | 塩 0.8g | K 549mg | リ 40mg

常備菜として作り置きができます。2～3人分をまとめて作ると重宝します。ごぼうは香りを生かすために水に浸ける時間は短めにしましょう。ボリュームを出したい場合は，糸こんにゃくや細切りにしたこんにゃくを加えるとよいでしょう。

材料（1人分）

- ごぼう……………………………… 20g
- にんじん…………………………… 10g
- 刻み昆布（乾）………………………5g
- 油 ………………………3g（小さじ1弱）
- みりん…………………5g（小さじ1弱）
- だし割りしょうゆ *
  …………………………3g（小さじ1/2）
- 唐辛子（乾）……………………………少々
- だし汁………………80g（カップ2/5）

作り方

1. ごぼうは包丁の背を使って皮をこそぎ落としてから斜め薄切りにし，水に浸けてアク抜きをする。にんじんはごぼうの長さに合わせて切り，短冊切りにする。刻み昆布はたっぷりの水に漬けて戻す。
2. 鍋かフライパンに油をひいて，中火にかけ，唐辛子，にんじん，ザルに上げて水を切ったごぼうと刻み昆布を入れて炒める。油が全体に回ったら，だし汁とみりんを加え，さらに炒める。
3. 火が通ったら，だし割りしょうゆを加えて煮汁が少なくなるまで煮る。

蒸しなす

副菜 | E 33kcal | P 0.9g | 塩 0.7g | K 151mg | リ 25mg

電子レンジを使って簡単に素早く作れます。電子レンジ調理は少し水分を加え，蓋かラップで密閉し，蒸気で加熱すると上手にできます。逆に水分の多い食品は，密閉しないほうが水っぽくなりません。

材料（1人分）

- なす …………………………………60g
- しょうが………………………………2g
- 酢 ……………………5g（小さじ1）
- 砂糖 ………………… 3g（小さじ1）
- だし割りしょうゆ *‥2g（小さじ1/3）
- みそ ………………… 3g（小さじ1/2）
- トウバンジャン ………………………1g

作り方

1. なすはヘタを取って半分に切り，縦4～6等分に切る。水にさらしてアクを抜き，ザルに上げる。しょうがはおろし金でおろすか，みじん切りにする。
2. たれを作る。小ボウルにトウバンジャン，みそ，酢，砂糖，だし割りしょうゆ，しょうがを入れてよく混ぜ合わせる。
3. 耐熱皿かスチーム容器になすを並べ，蓋（なければラップ）をし，電子レンジ600Wでなすが軟らかくなるまで3～4分加熱する。
4. 皿に③の蒸しなすを盛り付け，たれをかける。

夕食メニュー

夕食メニュー

他 白菜漬け 20g

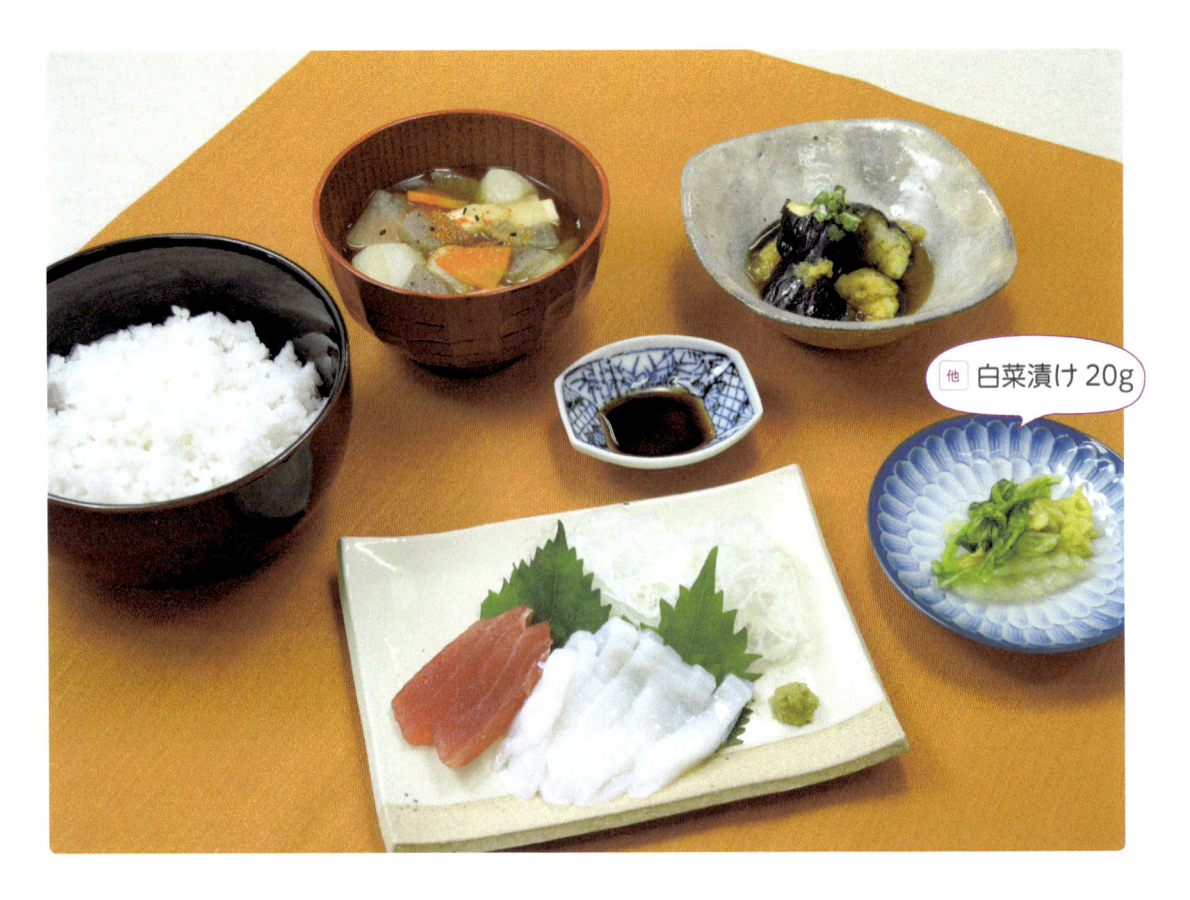

けんちん汁
汁物　E 42kcal　P 2.0g　塩 0.9g　K 302mg　リ 50mg

減塩食に汁物を取り入れるポイントは，①だしをきかせる，②味付けは普通，具だくさんで汁を少なめに盛り付ける，③吸い口を利用する，などがあります。

材料（1人分）

- 里いも……………………………………20g
- 大根………………………………………20g
- にんじん…………………………………10g
- こんにゃく………………………………10g
- 木綿豆腐…………………………………20g
- ごぼう……………………………………5g
- だし割りしょうゆ *…………3g（小さじ1/2）
- みりん………………………1g（小さじ1/6）
- 塩……………………………0.6g（ふたつまみ）
- 七味唐辛子………………………………少々
- だし汁………………………100g（カップ1/2）

作り方

1. 里いもは皮をむいて適当な大きさに切る。大根，にんじんはいちょう切りにし，こんにゃくは色紙切りにする。
2. ごぼうは包丁の背を使って皮をこそぎ落とした後，斜め薄切りにし，水にさらす。
3. 鍋にだし汁と①，②の材料を入れて中火にかける。材料に火が通ったらだし割りしょうゆ，みりん，塩で調味し，仕上げに1〜2cm角切りの木綿豆腐を入れ，再び沸騰したら火を止める。
4. 椀に盛り，好みで七味唐辛子を振りかける。

刺身

主菜 | E 55kcal | P 8.6g | 塩 0.4g | K 231mg | リ 135mg (大根, しそ, わさび, だし割りしょうゆの分量を含む)

低たんぱく食でも工夫次第でボリュームアップできます。刺身になって売られている魚は，大体が1切れ10g前後で，たんぱく質は2g前後です。余った刺し身はから揚げ，天ぷら，煮魚など，翌日のお弁当のおかずにも利用しやすく便利です。

材料（1人分）

- まぐろ赤身……………………………… 20g
- するめいか……………………………… 30g
- 大根……………………………………… 20g
- しそ………………………………… 2枚(0.6g)
- わさび…………………………………… 1g
- だし割りしょうゆ*………… 3g（小さじ1/2）

作り方

1. まぐろの刺身といかそうめんを用意し，大根のつま，しそとともに皿に盛り付ける。
2. 別皿にわさびとだし割りしょうゆを入れ，添える。

内容			エネルギー（kcal）	たんぱく質(g)	食塩相当量(g)
サーモン	30g	2～3切れ	93	8.4	0.3
ほたて貝	20g	2つ			
いくら	5g				
ぶり(はまち)	20g	2～3切れ	53	6.5	0.2
甘えび	20g	3～4本			
あじ	30g	4～5切れ	46	7.1	0.3
赤貝	20g	2～3つ			
たい	20g	2～3切れ	47	7.2	0.2
たこ	30g	3～4切れ			

揚げなすのおろし和え

副菜 | E 94kcal | P 0.7g | 塩 0.2g | K 218mg | リ 27mg

油との相性がよいなすを大根おろしでさっぱりといただきます。作り置きができます。味付けはだし割りつゆの素を使うと甘味が加わります。小ねぎの代わりにせん切りにしたしそをのせても合います。

材料（1人分）

- なす……………………………………… 60g
- 大根……………………………………… 30g
- 小ねぎ…………………………………… 5g
- だし割りしょうゆ*………… 4g（小さじ2/3）
- みりん……………………… 1g（小さじ1/6）
- 揚げ油………………………………… 適宜

作り方

1. なすは乱切りにして水にさらし，水気をよく拭いてから160℃の油で揚げる。
2. 大根としょうがはおろし金でおろし，だし割りしょうゆ，みりんと合わせる。小ねぎは小口切りにする。
3. ②に揚げたなすを加えて混ぜ，器に盛り付けた後，上に小ねぎを飾る。

夕食メニュー

昼・夕食メニュー

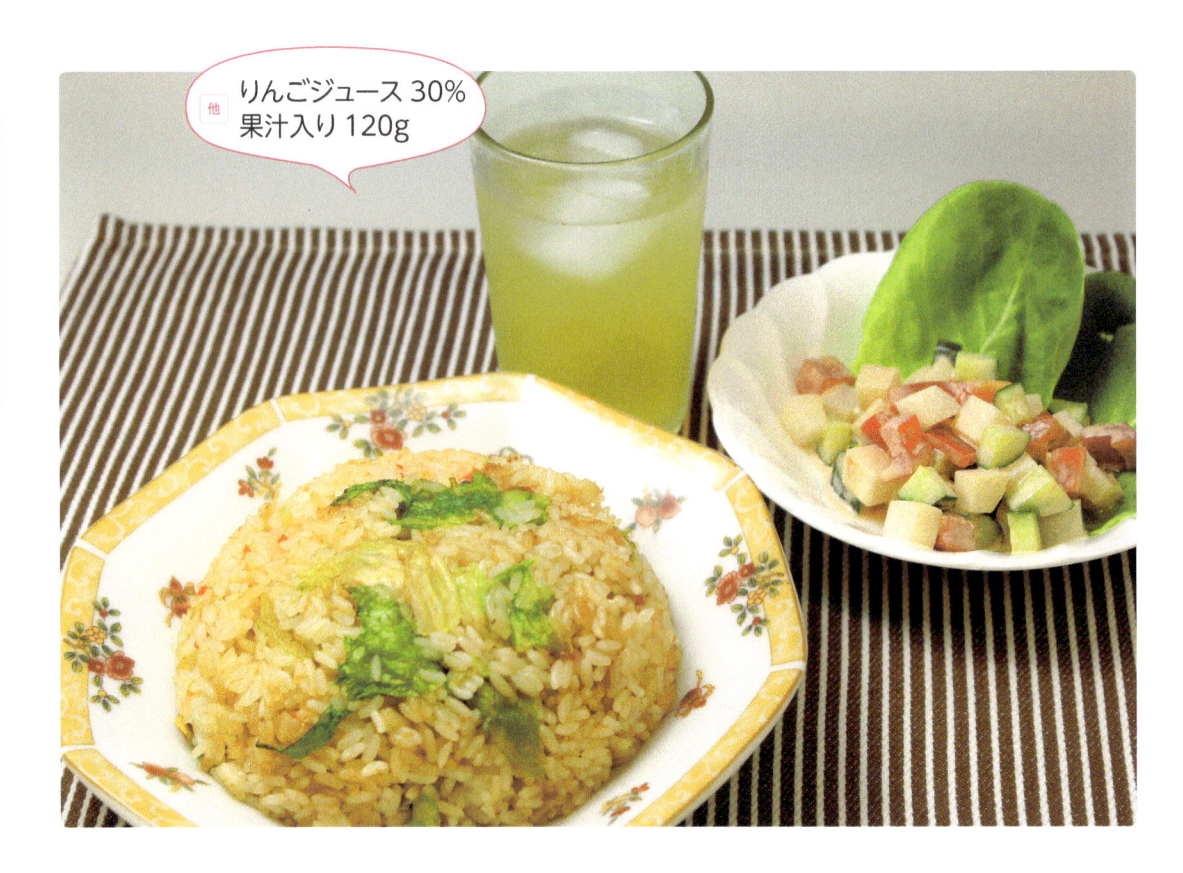

りんごジュース 30%
果汁入り 120g

レタスチャーハン

主食+主菜　E 478kcal　P 5.6g　塩 1.8g　K 139mg　リ 85mg

でんぷん米のパラパラした食感はチャーハンに向いています！かに缶詰に塩味があるので，調味料は少なめに加えます。でんぷん米をチャーハンにする場合は，もち粉を入れない方がパラパラに仕上がります。かにの代わりに卵50gやむきえび30g，干し桜えび10gなど，色々なアレンジを楽しみましょう。

材料（1人分）

- でんぷん米
  または低たんぱく米 * ……………… 100g
- 炊飯水………… 150～200g を目安に好みで
- かに（ずわいがに缶詰）……………… 40g
- レタス………………………………… 20g
- 玉ねぎ………………………………… 20g
- にんじん……………………………… 10g
- 油……………………………… 6g（大さじ1/2）
- ごま油………………………… 2g（小さじ1/2）
- しょうが……………………………… 3g
- だし割りしょうゆ * …………… 3g（小さじ1/2）
- 顆粒中華だし………………… 2g（小さじ1弱）
- こしょう……………………………… 少々

作り方

1. でんぷん米または低たんぱく米を炊く。
2. レタスは食べやすい大きさに手でちぎり，玉ねぎ，にんじん，しょうがはみじん切りにする。
3. フライパンに油をひき，中火にかけ，しょうがを入れて炒める。香りが出てきたら，玉ねぎ，にんじん，かに缶詰を加えて炒める。野菜に火が通ったら顆粒中華だしとだし割りしょうゆで調味し，でんぷんご飯を加え，手早く炒める。
4. 全体に炒めたら，レタスとごま油を加えてさっと混ぜながら炒め，仕上げにこしょうで調味する。

サイコロサラダ

副菜　E 84kcal　P 0.6g　塩 0.6g　K 194mg　リ 25mg

角切りにした野菜をオーロラソースで和え，表面に味を付けています。野菜が硬くて食べづらい場合は，小さめの角切りにして下さい。作ってから時間が経つと野菜の水分で味が薄くなるので，食べる直前に仕上げましょう。

材料（1人分）

- 大根 ……………………………… 30g
- きゅうり ………………………… 20g
- トマト …………………………… 20g
- マヨネーズ（全卵型）……… 10g（大さじ1弱）
- ケチャップ ………………… 5g（小さじ1）
- レモン汁 ………………… 2g（小さじ1/2弱）
- サラダ菜 ………………………… 5g
- 塩 …………………………… 0.3g（ひとつまみ）
- こしょう ………………………… 少々

作り方

1. 大根，きゅうり，トマトは1cmくらいの角切りにする。
2. ボウルにマヨネーズ，ケチャップ，レモン汁を入れ，①を加えて和え，塩・こしょうで味をととのえる。
3. 器にサラダ菜を敷き，②を盛り付ける。

野菜の選び方（4）

●レタス

外側の葉がしっかりと付いていて，みずみずしく張りがあるものがよいでしょう。軽すぎず，重すぎず，巻きが緩やかなものを選びましょう。重すぎるものは，収穫期を過ぎて苦みが出ていることがあります。

●大根

ぽつぽつとした点が縦にきれいに並んでいるものを選びましょう。縦に並んだ点は，硬い土の中で障害物により曲がって育ったのではなく，適度に通気性や水はけのよい土壌の中できれいに伸びたことを示しているといえます。また，まっすぐでひびがなく，重みがあってツヤとハリがあるものを選びます。葉はみずみずしく，鮮度のよい鮮やかな緑のものがよいでしょう。ちなみに冬の大根は太いほうがおいしいといわれます。

●玉ねぎ

頭部から傷むので，頭部がしっかりしたものを選びましょう。押してへこむものは，中が腐敗していたり病気の可能性もあります。皮は乾いて，ツヤのある濃い色のもの，重みのあるものがよいでしょう。

昼・夕食メニュー

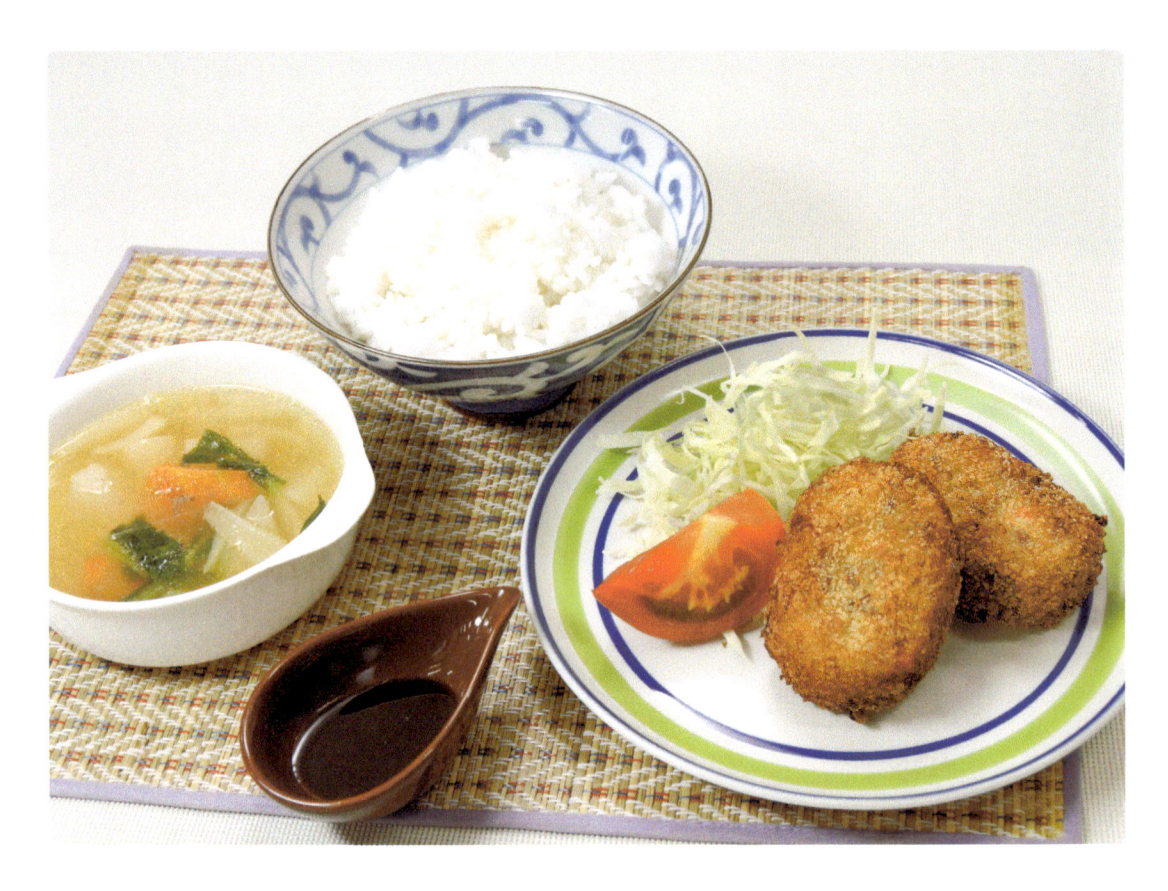

カレーコロッケ

主菜 | E 320kcal | P 6.9g | 塩 0.7g | K 480mg | リ 97mg

コロッケにマヨネーズを加えて味をまろやかにし，食塩の代わりにカレー粉で風味を付けています。衣にでんぷん薄力粉と米パン粉を使い，たんぱく質を抑えています。つなぎに卵を使うことで，自然な仕上がりになります。

材料 (1人分)

- じゃがいも……………………………80g
- 豚ひき肉………………………………30g
- ミックスベジタブル(冷凍)……………15g
- こしょう………………………………少々
- マヨネーズ(全卵型)………5g (小さじ1強)
- カレー粉……………0.5g (小さじ1/4)
- 中濃ソース…………8g (小さじ1強)
- 揚げ油…………………………………適量

【衣】
- でんぷん薄力粉*……………2g (小さじ2/3)
- 卵………………………………………3g
- 米パン粉*……………7g (大さじ2強)

作り方

1. じゃがいもは皮をむいて小さく切り，水を入れた鍋に入れ，軟らかくなるまで茹でる。茹で上がったらザルに上げる。
2. フライパンを中火にかけ，豚ひき肉を入れて色が変わるまで炒めたらミックスベジタブルを入れて全体に火が通るまで炒める。仕上げにこしょうを加える。
3. ①のじゃがいもを潰し，マヨネーズ，カレー粉，②を加え混ぜ合わせる。
4. 丸く形を整え，でんぷん薄力粉，溶き卵，米パン粉を付け，180℃の油で揚げる。

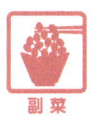

付け合わせ

E 10kcal　P 0.3g　塩 0.0g　K 103mg　リ 13mg

揚げ物や肉料理のサイドディッシュに。低たんぱく食によってカリウム制限できるため、生野菜の食感を味わえます。キャベツのシャキシャキ感を出したい場合は、切った後、氷水に浸けます。長時間浸けるとビタミンが流失するので、浸水時間は短くしましょう。

材料（1人分）

- トマト……………………………………30g
- キャベツ…………………………………20g

作り方

1. トマトはくし形に切り、キャベツはせん切りにする。
2. 皿の片側にバランスよく盛り付け、主菜を盛る。

スープ煮

E 40kcal　P 0.6g　塩 0.9g　K 161mg　リ 21mg

どのような料理にも合います。しょうがが味のアクセントになっています。たんぱく質に余裕があれば、ベーコン10g、ソーセージ20g、鶏もも肉（皮付き）30gを入れてもおいしくできます。食塩を抑えた主菜と合わせると味のバランスがとれます。

材料（1人分）

- かぶ(根)……………………………………30g
- 玉ねぎ………………………………………20g
- にんじん……………………………………10g
- かぶ(葉)……………………………………5g
- しょうが……………………………………3g
- オリーブ油………………………2g（小さじ 1/2）
- 水…………………………………100g（カップ 1/2）
- コンソメスープの素…………2g（小さじ 3/4）
- ローリエ…………………………………1/2 枚
- こしょう……………………………………少々

作り方

1. かぶは皮をむき、4つ割りにする。玉ねぎは横半分に切り、2cm幅に切る。にんじんは厚めのいちょう切りにし、かぶの葉は3cm長さに切る。しょうがは薄く切る。
2. 鍋にオリーブ油をひき、中火にかけ、しょうがを炒める。香りが出てきたら、にんじん、玉ねぎを加えて軽く炒め、水とローリエを加え、蓋をして沸騰するまで煮る。
3. 沸騰したら、かぶとかぶの葉、コンソメを加え、蓋をして弱火で材料が軟らかくなるまで煮る。仕上げにこしょうを入れて味をととのえる。

昼・夕食メニュー

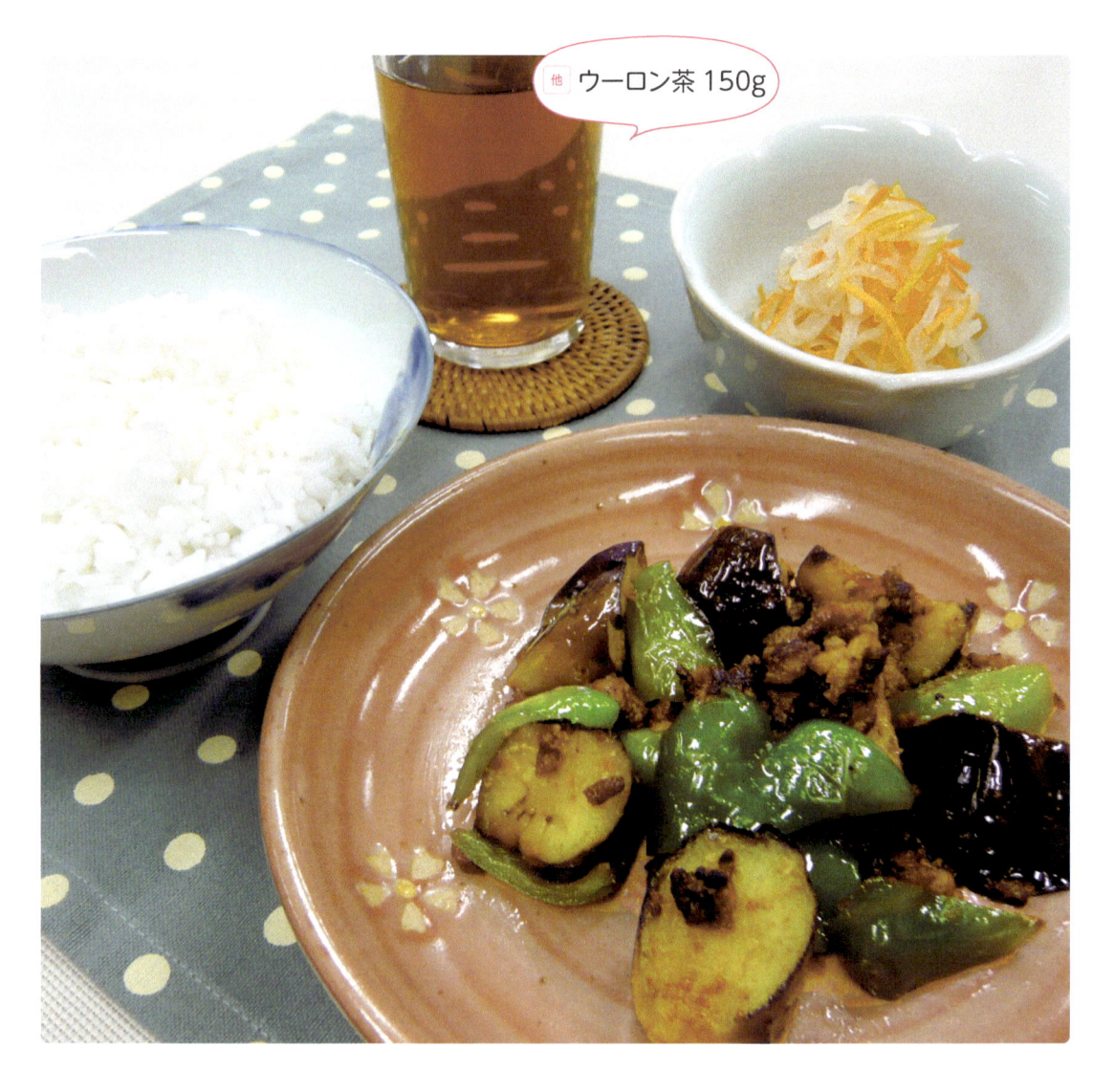

他 ウーロン茶 150g

なすとピーマンのみそ炒め

主菜　E 202kcal　P 7.8g　塩 1.0g　K 325mg　リ 85mg

みそ味がご飯と合います。お好みで唐辛子やトウバンジャンの辛味を加えても。油が多めなので，さっぱりとした酢の物やお浸しなどの副菜と組み合わせるとよいでしょう。

材料（1人分）

- なす……………………………………60g
- 豚ひき肉………………………………40g
- ピーマン………………………………20g
- しょうが…………………………………3g
- 油………………………8g（大さじ 2/3）
- 砂糖……………………3g（小さじ 1）
- 酒………………………5g（小さじ 1）
- みそ……………………8g（大さじ 1/2 弱）

作り方

❶ なすとピーマンは乱切りにし，なすは水にさらす。しょうがはせん切りにする。

❷ フライパンに油を敷いて，中火にかけ，しょうがを入れて炒め，香りが出てきたら豚ひき肉を加え，色が変わるまで炒める。

❸ 砂糖，酒，みそを加え，肉とよく混ぜ合わせた後，なすとピーマンを入れ，火が通るまで炒める。

紅白なます

副菜　E 31kcal　P 0.3g　塩 0.3g　K 166mg　リ 13mg

保存がきくので，常備菜としてまとめて作っておくと重宝します。フリーズドライのゆず皮もあります。ゆずの皮は，和え物や酢の物，煮物，汁物などに入れることで，香りを楽しめます。

材料（1人分）

- 大根 ································ 60g
- にんじん ···························· 10g
- 塩 ·················· 0.3g（ひとつまみ）
- ゆず皮 ······························· 1g
- 酢 ················· 10g（大さじ2/3）
- 砂糖 ················ 4g（小さじ1強）

作り方

1. 大根とにんじんは4～5cm長さのせん切りにし，塩を加えてもみ，しばらく置いてから水気を絞る。ゆずの皮はせん切りにする。
2. ボウルに酢，砂糖を入れて混ぜ，①を入れてよく和える。

野菜の調理と食べ方（1）

●調理方法 ── バランスよく食べる ──

　野菜の成分には，それぞれ異なる機能があるために，様々な成分を組み合わせて摂るのが好ましいとされます。多くの栄養素は，互いに助け合ったり，相乗的な働きをしながら体づくりに関与しています。また，食べすぎると好ましくない栄養素もあるため，特定な食材や成分だけに偏らず，色々な野菜を取り入れ，バランスよく摂ることが大切です。例えば，血液をサラサラにしたいから玉ねぎばかりを食べるなどということは避けましょう。

　では，調理の仕方はどうでしょう？薄味にしてスープまでいただくと，溶け出した栄養素も摂ることができます。また，煮ることにより細胞壁が壊れ，フィトケミカルなどの吸収率が上がるともいわれます。油で炒めることでビタミンAやE，Dなどの吸収が高まります。生で食べると，加熱すると失われがちなアミラーゼなどの酵素やビタミンなどを多く摂取できます。蒸すことは，形の崩れや栄養素の損失も少なく，食塩や油を使わないため健康的で素材の味を楽しめる調理法です。加熱するとかさが減りたくさんの野菜を摂ることができます。

　このように，それぞれの調理法には長所，短所があるので，色々な調理法を取り入れながら野菜をおいしく召し上がってみて下さい。食事療法をなさっている方は，病気の状態に応じてこのような調理の工夫も考えながら，バランスのよい摂取の仕方で召し上がっていただきたいと思います。

昼・夕食メニュー

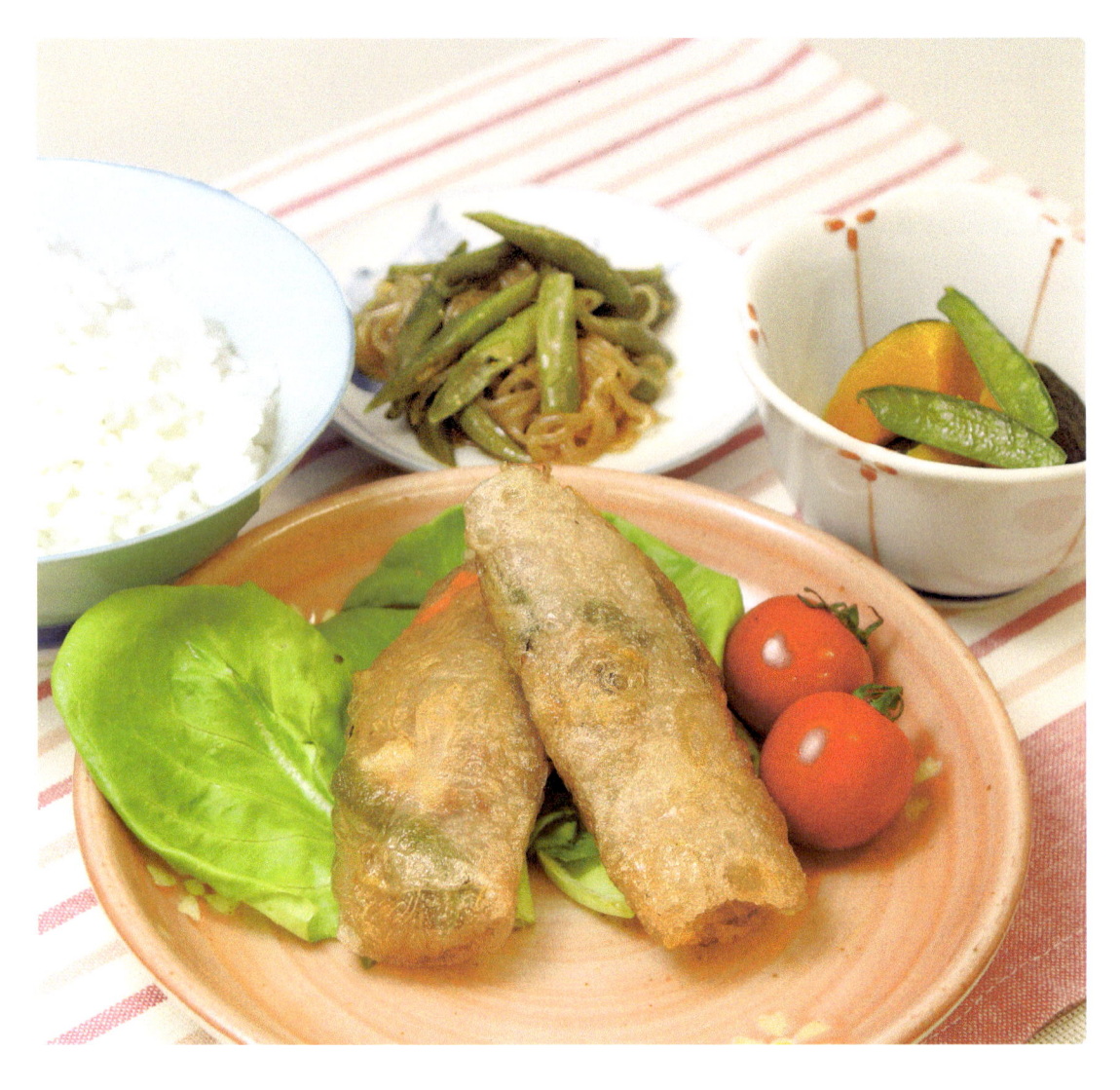

しらたきといんげんのさんしょう煮

副菜 　E 42kcal　P 0.6g　塩 0.3g　K 58mg　リ 15mg

さんしょうの風味がきいています。メニューの組み合わせによって，唐辛子を加えても合います。ご飯のおかずにもなります。作り置きができるので，2～3回分をまとめて作ると重宝します。糸こんにゃくや粒ざんしょうに変えてもよいでしょう。食感の違いを楽しめます。

材料（1人分）

- しらたき……………………………………40g
- さやいんげん………………………………20g
- 粉さんしょう………………………………少々
- ごま油……………………2g（小さじ1/2）
- みりん……………………5g（小さじ1弱）
- だし割りしょうゆ*…………5g（小さじ1弱）

作り方

1. しらたきは下ゆでし，適当な長さに切る。さやいんげんは斜め切りにする。
2. 鍋にごま油をひき，中火にかけ，しらたきを入れてしばらく炒めつけたら，さやいんげんを加えてさらに炒める。
3. 弱火にしてみりんとだし割りしょうゆ，さんしょうを加え，煮汁がなくなるまで煮る。

春巻

主菜 | E 309kcal | P 5.4g | 塩 0.8g | K 273mg | リ 74mg

ライスペーパーを使い，たんぱく質を減らしています。まとめて作り，冷凍保存もできます。春巻の皮は2枚（30g）でたんぱく質2.5g，塩0.3gです。生春巻きに使われるライスペーパーは，大2枚（20g）でたんぱく質0.1gです。冷凍したものは凍ったまま揚げて下さい。

材料（1人分）

- ライスペーパー（乾）………20g（大2枚）
- 豚肩ロース肉脂身つき…………………30g
- ピーマン…………………………………10g
- にんじん…………………………………10g
- はるさめ（乾）…………………………10g
- 干ししいたけ（乾）………………………2g
- しょうが……………………………………2g
- ごま油………………………4g（小さじ1）
- だし割りしょうゆ＊……2g（小さじ1/3）
- こしょう…………………………………少々
- 揚げ油……………………………………適量
- ミニトマト………………………………20g
- サラダ菜……………………………………5g

【漬けだれ】
- 酢……………………10g（大さじ2/3）
- だし割りしょうゆ＊……3g（小さじ1/2）
- 練りからし…………………………………1g

作り方

1. 豚ロース，ピーマン，にんじん，しょうがはせん切りにする。はるさめは湯で戻し，適当な長さに切る。干ししいたけは水で戻してせん切りにする。
2. フライパンにごま油をひいて中火にかけ，しょうがを入れて炒め，香りが出てきたら豚ロースを入れて炒め，色が変わったらピーマン，にんじん，戻したしいたけを入れてさらに炒める。野菜が少ししんなりしてきたらはるさめを加えて混ぜ，だし割りしょうゆ，こしょうで味付けする。
3. ライスペーパーはぬるま湯にくぐらせて戻し，ぬれ布巾の上に広げ，②の半量をのせて両端を内側にたたんだら，手前から巻く。多めの油をひいたフライパンで焼く。皿にサラダ菜を敷き，半分に切った春巻を盛り付け，ミニトマトを添える。
4. 漬けだれを作る。小皿に酢とだし割りしょうゆを入れ，脇に練りからしを添える。

かぼちゃ甘煮

副菜 | E 61kcal | P 0.9g | 塩 0.1g | K 332mg | リ 38mg

しょうゆは使わず，甘味とだし汁で仕上げます。塩味のしっかりついた主菜と組み合わせると，味にメリハリがつき，1食当たりの塩摂取量を抑えることができます。

材料（1人分）

- かぼちゃ…………………………………60g
- さやえんどう……………………………… 2g
- みりん………………………3g（小さじ1/2）
- 砂糖…………………………1g（小さじ1/3）
- だし汁………………… 100g（カップ1/2）

作り方

1. かぼちゃは一口大の大きさに切り，さやえんどうは筋を取る。
2. 鍋にだし汁とかぼちゃを入れて中火にかけ，蓋をして沸騰するまで煮る。沸騰したら弱火にして煮，かぼちゃに軽く火が通ったら，みりん，砂糖，さやえんどうを加えて煮含める。

昼・夕食メニュー

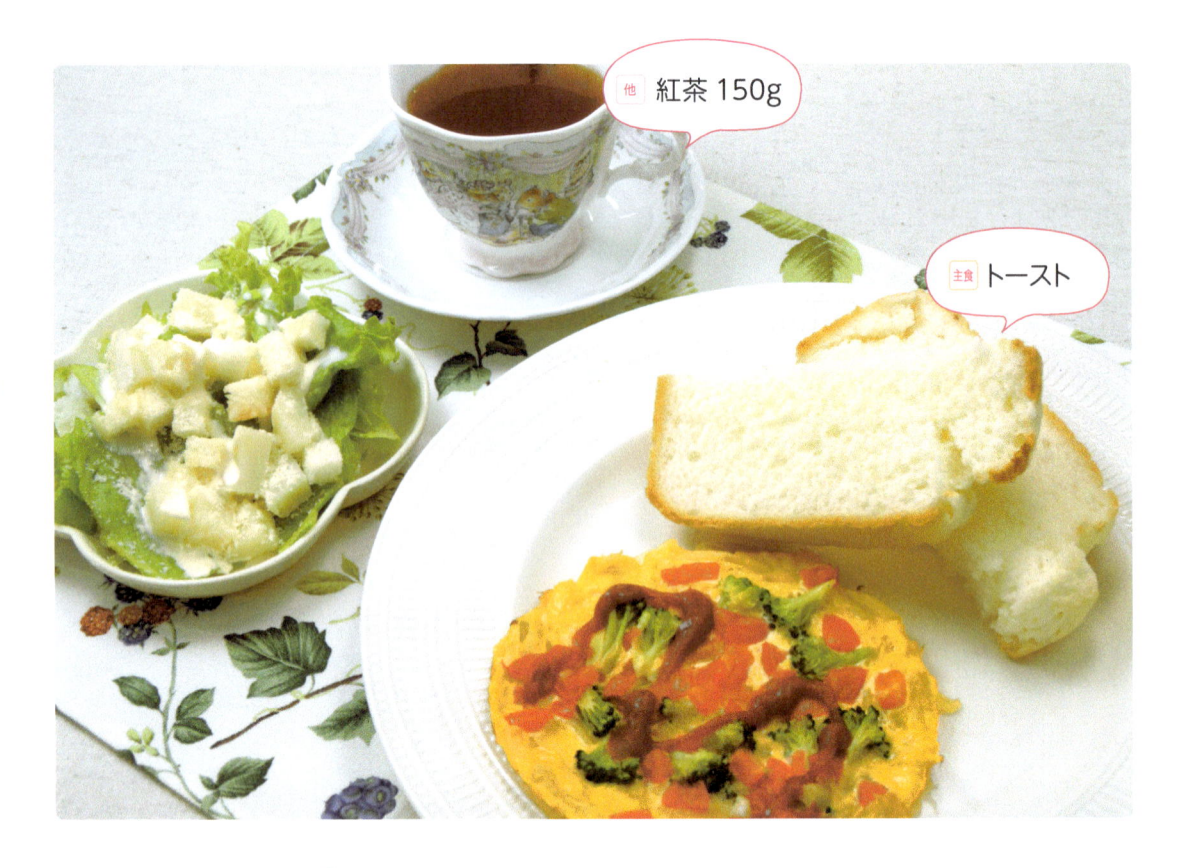

他 紅茶 150g

主食 トースト

オープンオムレツ

主菜　E 172kcal　P 6.6g　塩 0.6g　K 241mg　リ 119mg

野菜を加えることで、卵1個でもボリュームアップできます！お好みでじゃがいもやきのこを加えても。生クリームは動物性を使うことで、わずかながら良質のたんぱく質源となります。コクのあるまろやかな味になります。

材料（1人分）

- 卵 ……………………………………… 50g
- 玉ねぎ ………………………………… 30g
- トマト ………………………………… 20g
- ブロッコリー ………………………… 10g
- 生クリーム …………………… 5g（小さじ1）
- バター ………………………… 5g（小さじ1強）
- 油 ……………………………… 2g（小さじ1/2）
- こしょう ……………………………… 少々
- ケチャップ …………………… 10g（大さじ2/3）

作り方

1. 卵はボウルに割り入れ、溶きほぐしたら生クリームとこしょうを加えてよく混ぜる。玉ねぎは横3等分にし、薄切りにする。トマトは角切りにし、ブロッコリーは小さく切る。
2. フライパン（あれば小さいもの）に油をひき、中火にかけ、玉ねぎとブロッコリーを入れて軽く炒めたら大さじ1程度の水を入れて蒸し煮する。
3. 野菜に火が通ったら、バターを加えて溶かし、卵液を流し入れて箸で大きくかき混ぜ、途中でトマトを加える。好みの焼き加減で火を止める。
4. 皿に盛り付け、ケチャップを添える。

シーザーサラダ

副菜　E 115kcal　P 1.9g　塩 0.3g　K 192mg　リ 49mg

でんぷんパンのクルトンを使います。玉ねぎやきゅうりの薄切りを入れてもおいしいです。ドレッシングで和えずに上からかけることで表面に味が付き，少量のドレッシングでも十分満足できます。
※でんぷんパンクルトンは下記でご紹介しているものです。

材料（1人分）

- レタス……………………………………30g
- じゃがいも………………………………30g
- 粉チーズ（パルメザン）………3g（大さじ1/2）
- でんぷんパンクルトン *………………5g
- マヨネーズ（全卵型）………10g（大さじ1弱）
- レモン汁……………3g（小さじ1/2強）
- 黒こしょう………………………………少々

作り方

1. レタスは食べやすい大きさに手でちぎり，水気をよく切る。じゃがいもは皮をむき，2cm角に切り，鍋に水とじゃがいもを入れて中火にかけ，軟らかく茹でる。茹で上がったらザルに上げて水を切り，冷ます。
2. ドレッシングを作る。小ボウルにマヨネーズ，レモン汁，黒こしょうを入れてよく混ぜる。
3. 器にレタスを敷き，じゃがいもを盛り付けた上に②のドレッシングをかけ，上から粉チーズを振り，でんぷんパンクルトンを散らす。

（でんぷんパンクルトンを作る場合）

材料（1人分）

- でんぷんパンミックスで焼いたパン……………………………………適量

作り方

1. パンは0.5cm角に切り，クッキングシートを敷いた天板に重ならないように並べる。
2. 160℃のオーブンで10～15分焼く。もしくはオーブントースターで3分焼き，一度取り出して軽く混ぜた後，さらに2分焼く。

野菜の選び方（5）

●ブロッコリー

つぼみが硬く密集して締まっているもの，切り口が新鮮で，鬆が入っていないものを選びましょう。緑や紫の色が濃いものがよいでしょう。色が濃いものほど，スルフォラファンというフィトケミカルが多く含まれています。このフィトケミカルはがんや老化防止効果が期待されています。

昼・夕食メニュー

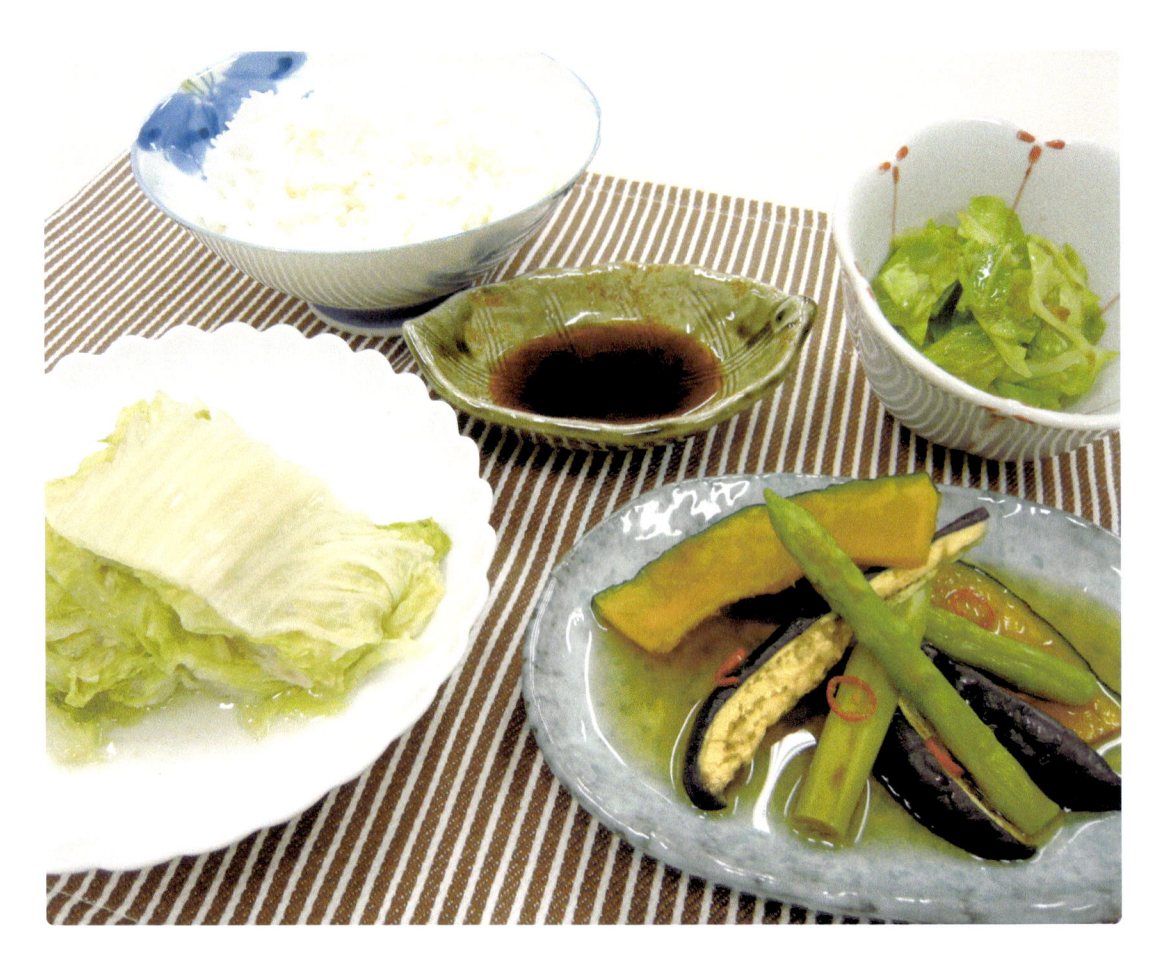

白菜と豚肉の重ね蒸し
主菜

E 210kcal　P 7.3g　塩 0.6g　K 382mg　リ 107mg

豚ばら肉を使いますが，あっさりと食べられます。さっぱりしているので，副菜には油を使った料理を組み合わせてもしつこい感じにはなりません。耐熱容器やスチームケースを使って電子レンジや蒸し器を使っても手軽に作れます。

材料（1人分）

- 白菜 ……………………………… 100g
- 豚ばら肉 ………………………… 50g
- しょうが ………………………… 5g
- 酒 ………………… 7g（大さじ 1/2 弱）
- ぽん酢 …………… 10g（大さじ 2/3）

作り方

1. 豚ばら肉と白菜は5cm幅に切り，しょうがは細切りにする。
2. 白菜と豚肉を交互に重ね，間にしょうがもはさむ。5cm程度の厚みになったら，つまようじを刺して固定する。
3. 鍋に②を入れ，酒を振りかける。鍋底が焦げないように底から1cm程度の水を加え，蓋をして弱火にかけ，蒸し焼きにする。鍋が焦げそうになったら水を加える。
4. 白菜がしんなりとし，肉に火が通ったら火を止める。皿に盛り付けてぽん酢を添える。

野菜焼き浸し

副菜 | E 32kcal | P 1.0g | 塩 0.4g | K 232mg | リ 37mg

その日の残り野菜でアレンジを！作ってから時間を置いて，野菜に味をしみ込ませます。調味液は手軽にだし割りつゆの素を使いますが，酢を加えて三杯酢風にしたり，ごま油を加えても合います。野菜は揚げて漬け込んでもコクが出ておいしいです。

材料 (1人分)

- なす …………………………………… 30g
- アスパラガス ………………………… 20g
- かぼちゃ ……………………………… 20g
- だし割りつゆの素 * ………… 5g（小さじ1）
- だし汁 ………………… 30g（大さじ2）
- 唐辛子 ………………………………… 少々

作り方

1. なすは縦半分に切ってから放射状に3等分し，水に浸けてアク抜きする。アスパラガスは3等分くらいの長さに切り，かぼちゃは薄切りにする。
2. アスパラガスとかぼちゃは水にくぐらせてから耐熱皿に入れ，ラップをかけて電子レンジ600Wで2分加熱する。
3. なすと②をグリルかオーブントースターで軽く焦げめがつく程度に焼き，平皿にだし割りつゆの素とだし汁を合わせた調味液に漬ける。

キャベツの梅おかか和え

副菜 | E 12kcal | P 0.7g | 塩 0.2g | K 94mg | リ 16mg

梅おかかの和え衣はいろいろな野菜と合います。しそを加えてもよいでしょう。甘味の強い主菜や副菜と組み合わせると味のバランスがとれます。

材料 (1人分)

- キャベツ ……………………………… 40g
- 減塩梅びしお * ……………………… 3g
- だし汁 ………………… 10g（大さじ2/3）
- かつお節 ……………………………… 0.5g

作り方

1. キャベツは1cm幅のざく切りにし，沸騰した湯の入った鍋で茹でる。茹で上がったらザルに上げ，冷ます。
2. 和え衣を作る。小ボウルに梅びしおとだし汁を入れ，混ぜ合わせる。さらに水気を絞ったキャベツを入れて混ぜたら，仕上げにかつお節を加えてさっと混ぜる。

昼・夕食メニュー

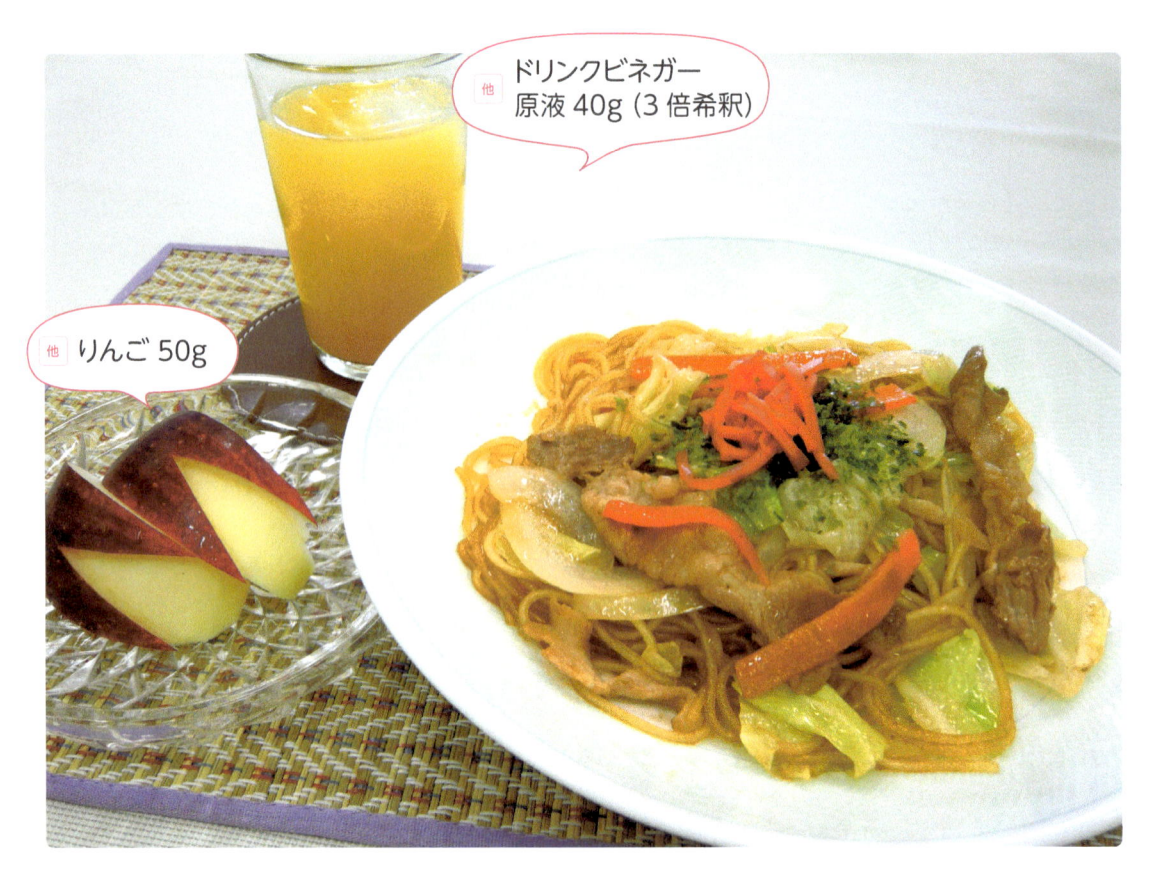

> ドリンクビネガー
> 原液 40g（3倍希釈）

> りんご 50g

焼きそば

主食+主菜　E 541kcal　P 6.7g　塩 1.4g　K 285mg　リ 105mg

人気の定番メニュー，いろいろなでんぷん麺でアレンジできます！　麺と調味料を代えて焼きうどんにしてもおいしいです（グンプンヌードル→でんぷん細うどん100g，中濃ソース→だし割りしょうゆ10g，かつお節0.5g）。

材料（1人分）

- グンプンヌードル * ……………………… 100g
- 油（茹でた麺にからめる）
  ………………………… 3g（小さじ1弱）
- 豚肩ロース肉脂身つき……………………… 40g
- キャベツ ……………………………………… 30g
- 玉ねぎ ………………………………………… 20g
- にんじん ……………………………………… 10g
- 油 …………………………… 6g（大さじ2/3）
- 中濃ソース ……………… 20g（大さじ1強）
- こしょう ……………………………………… 少々
- 青のり ………………………………………… 適量
- 紅しょうが …………………………………… 5g

作り方

1. 麺を茹でる。豚ロースは一口大に切り，キャベツは1cm幅のざく切りにする。玉ねぎは薄切りにし，にんじんは短冊切りにする。
2. フライパンに油をひき，中火にかけ，豚ロースを炒める。肉の色が変わったら，にんじん，玉ねぎ，キャベツの順に加えてさらに炒める。
3. 野菜に火が通ったら，ゆでた麺を加えて箸でほぐすようにして炒める。
4. 中濃ソースを加えてよく混ぜ，仕上げにこしょうを加えて味をととのえる。皿に盛り，上に青のりを振りかけ，紅しょうがを添える。

野菜の働き (6)

●キャベツ ── キャベツは胃腸の改善によい？ ──

　アメリカで，胃腸や潰瘍の回復に良いといわれるビタミンUがキャベツから発見されました。まさにこのビタミンUの別名キャベジンは，日本において薬として売り出されています。ビタミンUは，これから注目していきたい栄養素ともいわれるビタミン様物質ですが，熱に弱いので，これを摂りたい場合は生で食べるのがよいでしょう。キャベツにはその他にもビタミンCやビタミンK（血液の凝固促進や骨の健康維持に重要），がんの抑制に関連するといわれるイソチオシアネートなどの栄養素が豊富に含まれています。

　1年中店頭に並ぶキャベツですが，時期により特徴があるので，利用法を少しご紹介します。大きく分けて2種類あり，春から初夏に出る春キャベツ（春玉）は巻きが緩やかで水分が多く，軟らかいので生で食べるのに向いています。サラダやせん切りにしてとんカツの付け合わせに，また軽く炒めてもよいでしょう。11～3月頃に出回り，形が扁平で重みがある冬キャベツ（寒玉）は硬く結球し，煮る，炒めるなどの熱を加えると甘みが出ておいしく食べられます。煮崩れないので，ロールキャベツやポトフのように煮込む料理にぴったりです。

　選び方は，春キャベツは大きさの割に軽いものがお勧めです。重い春キャベツは，育ちすぎの場合が多く，持ち味の軟らかさが味わえないことがあるので注意が必要です。冬キャベツは，葉がしっかりと巻かれていて，重みのあるものを選びましょう。全般に葉にツヤとハリがあり色が濃くて鮮やかで，切り口が新鮮なものがよいでしょう。半分に切ってあるものは，芯が上まで伸びていないものが苦みが出ていないのでお勧めです。芯の輪の大きさは500円玉ほどのものを選ぶとよいでしょう。大きいものは硬くなっていることがあります。

　お菓子のシュークリームの名前は，このキャベツから由来しているんですよ。フランス語で「シュー（キャベツ）・ア・ラ・クレーム」(chou a la creme)。訳すとクリームが詰まったキャベツという意味です。確かに，外見はキャベツみたいですね。

昼・夕食メニュー

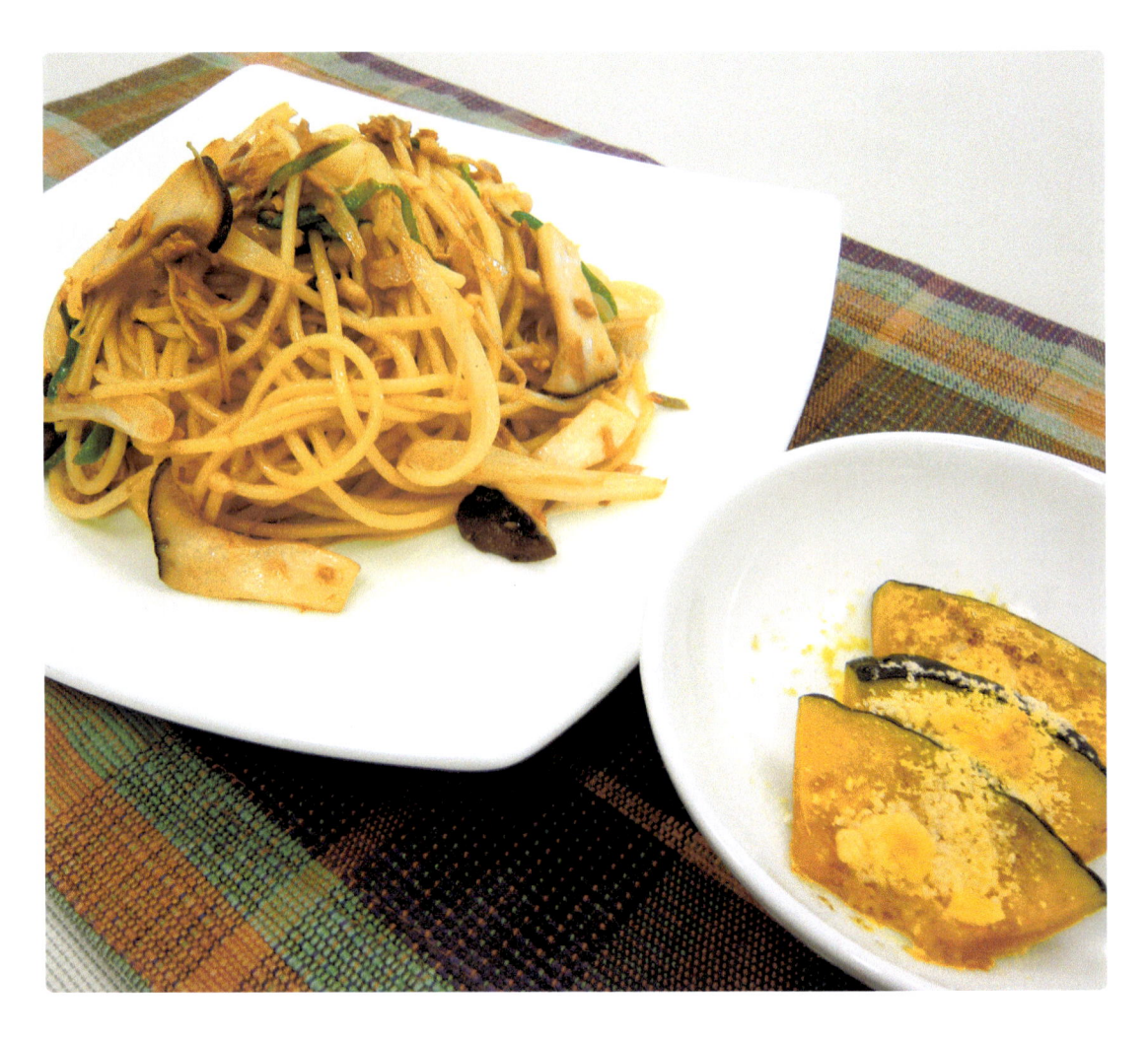

かぼちゃチーズ焼き

副菜　E 59kcal　P 1.7g　塩 0.2g　K 184mg　リ 43mg

チーズの香ばしさが引き立ちます。かぼちゃは素材の味だけでもおいしく食べられますが，余裕があるときはひと手間かけた料理も楽しみましょう。味付けのはっきりした主菜や副菜との組み合わせがよいでしょう。

材料（1人分）

- かぼちゃ……………………………… 40g
- バター………………………… 2g（小さじ 1/2）
- 粉チーズ（パルメザン）……… 3g（大さじ 1/2）

作り方

1. かぼちゃは食べやすい大きさに切って薄切りにし，水にくぐらせてから耐熱皿に入れ，ラップをかけて電子レンジ600Wで2分加熱する。
2. かぼちゃが熱いうちにバターを加え，表面にまんべんなくからめ，粉チーズを振りかける。
3. オーブントースターで焦げめがつく程度に焼く。

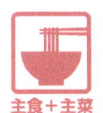

ツナときのこの和風パスタ

主食＋主菜　E 509kcal　P 4.3g　塩 1.5g　K 232mg　リ 97mg

ツナの代わりにあさり缶詰（むき身）やかに缶詰，ベーコンやウインナーなどでも。たんぱく調整スパゲティはコシを形成するグルテン（＝たんぱく質）がない分，他のでんぷん麺と同様，麺が切れやすくなります。茹でた後炒めるので，茹ですぎないようにして下さい。

材料（1人分）

- アプロテンたんぱく調整スパゲティタイプ* ……………………………………… 100g
- ツナ（油漬け缶）………………… 20g
- 玉ねぎ ……………………………… 30g
- エリンギ …………………………… 15g
- えのきたけ ………………………… 15g
- ピーマン …………………………… 10g
- バター ……………… 10g（大さじ1弱）
- だし割りしょうゆ* ……… 7g（小さじ1強）
- 塩 ………………… 0.6g（ふたつまみ）
- こしょう …………………………… 少々

作り方

1. ツナは軽く油を切る。玉ねぎは薄切りにし，エリンギは適当な長さに切り，縦半分にして薄切りにする。えのきたけは石づきを取り，3等分にし，ほぐす。ピーマンはエリンギの長さに合わせて切ってからせん切りにする。
2. スパゲティを茹でる（p.140参照）。
3. フライパンを中火にかけ，バターを入れて溶かし，エリンギ，えのきたけ，玉ねぎ，ピーマンを加えて炒める。野菜に火が通ったら，ツナを加えてさらに炒める。
4. ③に茹でたスパゲティを入れ，だし割りしょうゆを加えて軽く炒め，仕上げに塩，こしょうで調味する。

野菜の選び方 (6)

●かぼちゃ

ヘタの切り口がコルク状に乾いているものを選びましょう。ヘタの周囲がくぼんでいると完熟しています。また，皮は硬いものがよいでしょう。カットしてあるものは，果肉の色が濃く，種がふっくらとして詰まっているものを選びましょう。なお，かぼちゃは丸ごとの場合，2～3か月は常温で保存が可能です。

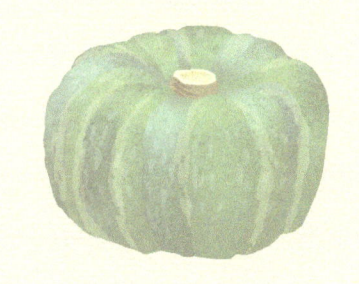

昼・夕食メニュー

昼・夕食メニュー

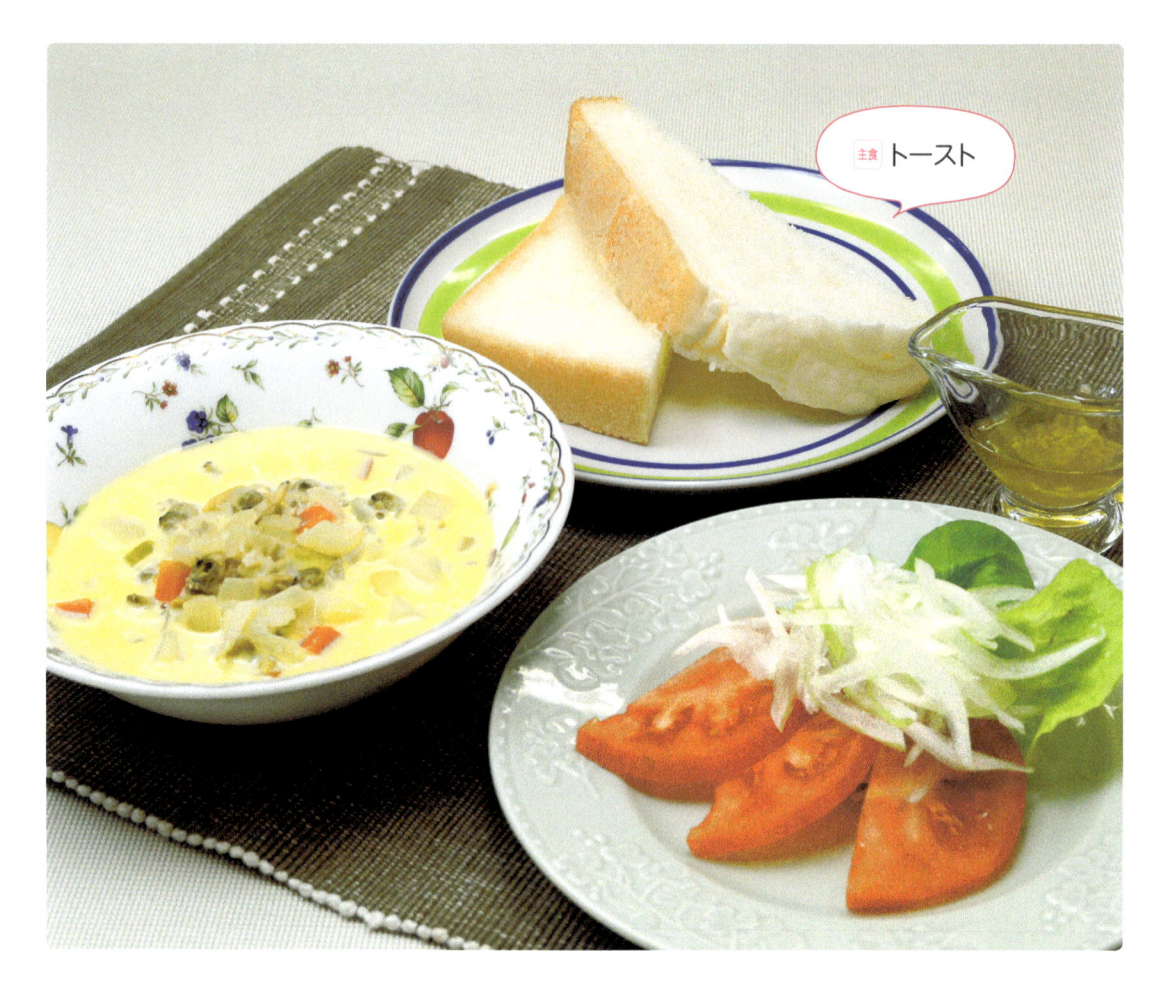

トマトサラダ

副菜 | E 74kcal | P 0.5g | 塩 0.2g | K 150mg | リ 23mg

シンプルなサラダなので，飽きません。ドレッシングにハーブを加えるなど，自在にアレンジして下さい。さっぱりとしたサラダなので，味付けのはっきりした主菜と組み合わせるとよいでしょう。ドレッシングをマヨネーズベースにするとエネルギーを増やせます。

材料（1人分）

- トマト……………………………………40g
- 玉ねぎ……………………………………30g
- サラダ菜……………………………………3g
- にんにく……………………………………1g
- オリーブ油………………………6g（大さじ1/2）
- レモン汁………………………3g（小さじ1/2強）
- 塩………………………………0.2g（ひとつまみ弱）
- こしょう……………………………………少々

作り方

❶ トマトは半月切りにする。玉ねぎは薄切りし，10分ほど水にさらしてからザルに上げて水気を切る。

❷ ドレッシングを作る。にんにくは細みじん切りにするか，すりおろす。小ボウルににんにく，オリーブ油，レモン汁，塩，こしょうを入れてよく撹拌する。

❸ 器にサラダ菜を敷き，トマトをきれいに盛り付けたら薄切り玉ねぎを上に散らし，仕上げにドレッシングをかける。

クラムチャウダー

主菜

E 245kcal　P 8.2g　塩 0.9g　K 185mg　リ 169mg

あさりがたっぷり入ります。野菜はセロリやかぶ，カリフラワーを加えてもおいしいです。あさりから塩味が出ますが，足りなければ塩を0.3gほど入れて下さい。あさりは動物性たんぱく質で，鉄分が豊富な食品の1つです（あさり缶詰40gで鉄12.0mgが摂れます）。

材料（1人分）

- あさり（水煮缶）……………………………40g
- 玉ねぎ………………………………………30g
- じゃがいも…………………………………20g
- にんじん……………………………………10g
- 生クリーム………………30g（大さじ2）
- でんぷん薄力粉*……………3g（小さじ1）
- 粉チーズ（パルメザン）………2g（大さじ1/3）
- オリーブ油…………………4g（小さじ1）
- コンソメスープの素………1g（小さじ1/3弱）
- 水（あさり水煮缶詰の汁と合わせて）
　…………………………150g（カップ3/4）
- こしょう……………………………………少々
- ローリエ…………………………………1/2枚

作り方

1. あさりの缶詰は汁とあさりを分ける。じゃがいもは皮をむき，玉ねぎ，にんじんとともに1cm角切りにする。
2. 鍋にオリーブ油をひき，中火にかけ，野菜とあさりを入れて軽く炒め，でんぷん薄力粉を加えてダマにならないように炒める。
3. ②にあさり缶詰の汁（足りなければ水を足す），ローリエ，コンソメを加え，蓋をして10分程度弱火で煮込む。
4. 鍋底が焦げないように時々かき混ぜながら煮込み，仕上げに生クリームと粉チーズ，こしょうを加えてかき混ぜ，沸騰したら火を止める。
5. ローリエを取り出してから器に盛る。

野菜の働き（7）

●ベジブロスとフィトケミカル

　最近，ベジブロスが話題です。皮や種など，今まで捨てていた部分も煮込んで作る"野菜のだし"のことで，フィトケミカルやビタミンなどを豊富に含むスープです。フィトケミカルは，野菜が紫外線や害虫などの外敵から自分の身を保護するために作り出す成分で，多くの効力が期待されています。例えば，抗酸化作用による動脈硬化の予防，免疫力アップ，老化の予防や美肌効果などがあげられます。フィトケミカルは皮，種，根などあまり料理には使用されないで捨てられてしまう部分にも多く含まれています。色々な野菜を用いると多様なフィトケミカルも摂れることになるので，多種の野菜を煮込んでベジブロスを作るのがお勧めです。

　最近では，「アク」にも抗酸化作用のあるフィトケミカルが多いことがわかってきました。アクだからと簡単に捨てないで活用したいものです。フィトケミカルは細胞壁の中にあるので，煮込むと細胞壁が壊れて多くのフィトケミカルが出て来て摂りやすくなります。健康維持にお試し下さい。

昼・夕食メニュー

昼・夕食メニュー

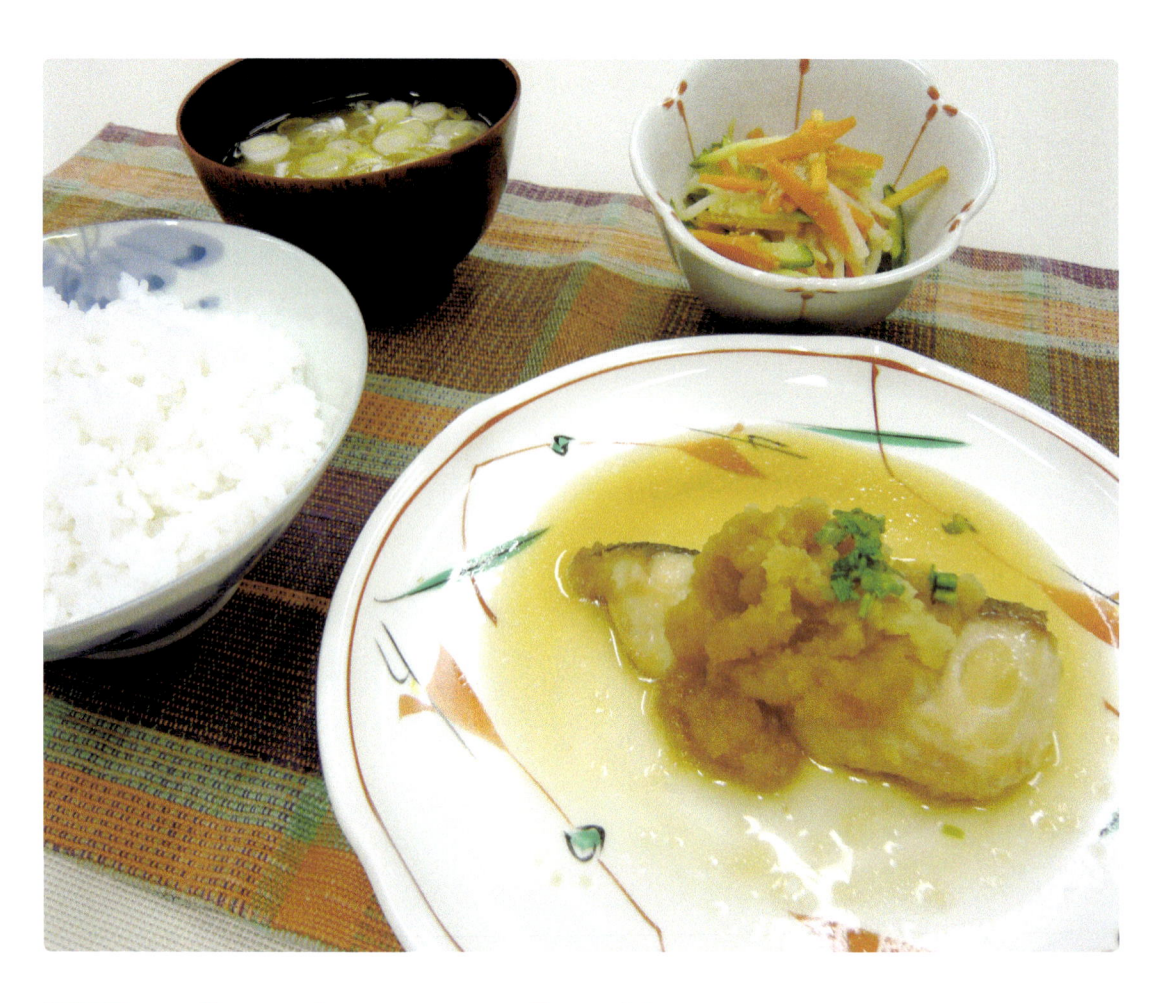

ぎんだらのみぞれ煮

主菜 | E 140kcal | P 6.5g | 塩 0.5g | K 332mg | リ 106mg

大根おろしを加えるとボリュームが出ます。季節の魚，かき，しゃぶしゃぶ用の肉など，いろいろアレンジできます。魚や大根おろしから水が出るため，煮汁は水やだし汁を加えず調味料だけにし，味が薄くならないように仕上げるのがコツです。

材料（1人分）

- ぎんだら……………………………………50g
- 大根 …………………………………………60g
- 小ねぎ ………………………………………5g
- しょうが ……………………………………2g
- だし割りしょうゆ＊…………7g（小さじ1強）
- 酒 ………………………………5g（小さじ1）
- 砂糖 ……………………………3g（小さじ1）

作り方

1. 大根はおろし金でおろし，軽く水気を切る。しょうがは薄切りにする。
2. 鍋に酒，砂糖，だし割りしょうゆ，しょうがを入れて中火にかけ，煮立ったらぎんだらを入れ，蓋をして煮る。
3. ぎんだらの表面が白っぽくなったら，大根おろしを加えて完全に火が通るまで煮る。

三色野菜のごま酢和え

副菜 E 32kcal P 0.8g 塩 0.3g K 93mg リ 23mg

二杯酢にすりごまを加えて風味をプラスしています。電子レンジで簡単に作れます。ごまはすりごまを使うと便利ですが，炒りごまをすったほうが香りがよいです。作り置きもできますが，保存性を保つためにもやしを加熱した後はよく冷ましてから和えて下さい。

材料（1人分）

- もやし……………………………………30g
- きゅうり…………………………………20g
- にんじん…………………………………10g
- 酢……………………………10g（大さじ2/3）
- 砂糖……………………………3g（小さじ1）
- 炒りごま（すりごま）………1g（小さじ1/3）
- 塩………………………0.3g（ひとつまみ）

作り方

1. もやしは根を取り，耐熱容器か電子レンジ用のスチームケースに入れて電子レンジ600Wで1分30秒加熱し，ザルに上げて冷ます。きゅうり，にんじんはせん切りにする。
2. ごま酢を作る。すり鉢にごまを入れ，すりこ木であたりごまにし，砂糖，塩，酢を加えてよく混ぜる。
3. ②に①を入れ，ごま酢が全体に行き渡るように混ぜ合わせる。

ねぎとなめこのみそ汁

汁物 E 20kcal P 0.9g 塩 0.7g K 130mg リ 29mg

材料（1人分）

- ねぎ………………………………………20g
- なめこ……………………………………10g
- みそ……………………………5g（小さじ1弱）
- だし汁………………………100g（カップ1/2）

作り方

p.36参照

野菜の選び方（7）

● ねぎ（根深ねぎ）

白と緑の部分の境目がはっきりしていてハリのあるものを選びましょう。

昼・夕食メニュー

昼・夕食メニュー

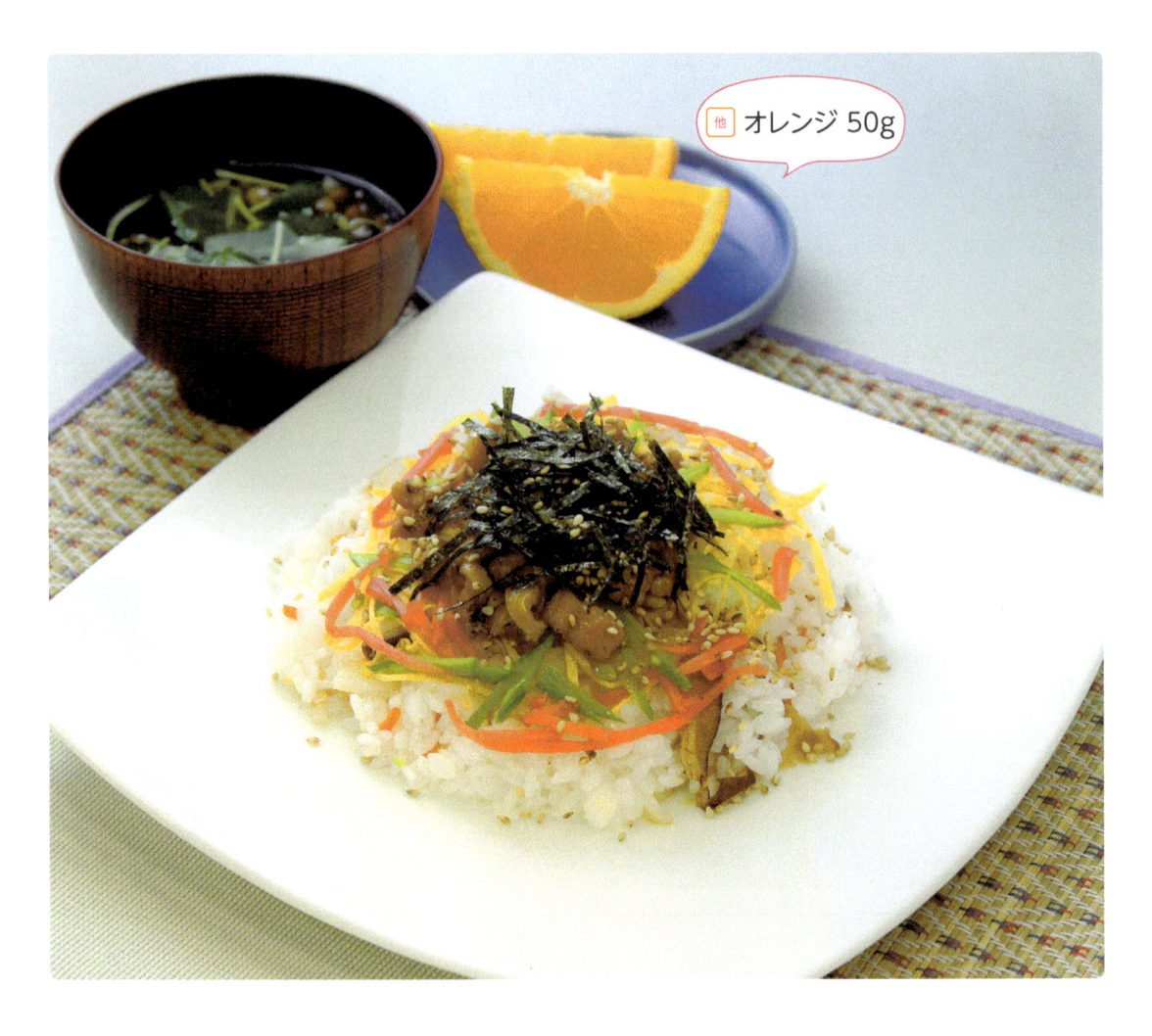

他 オレンジ 50g

すまし汁

汁物 E 7kcal　P 0.4g　塩 0.5g　K 128mg　リ 24mg

電子レンジで加熱したしめじと，残りの材料を入れた椀に熱いだし汁を注げば，鍋を使わず手軽に作れます。食塩濃度は通常のすまし汁の半分ですが，削り昆布やしょうがを使い，味をカバーしています。吸い口として，ゆずの皮を入れると香りがいっそう引き立ちます。

材料（1人分）

- しめじ……………………………………10g
- みつば……………………………………5g
- しょうが…………………………………1g
- 削り昆布…………………………………0.1g
- だし割りしょうゆ *…………2g（小さじ 1/3）
- 塩…………………………0.3g（ひとつまみ）
- だし汁……………………100g（カップ 1/2）

作り方

1. しめじは食べやすい大きさに手で割き，みつばは3cm長さに切る。しょうがはせん切りにする。
2. 鍋にだし汁を入れて中火にかけ，しめじとしょうがを加え，沸騰したら弱火にし，しめじに火が通ったらだし割りしょうゆと塩で調味し，火を止める。
3. 椀にみつばと削り昆布を入れ，その上から②を注ぐ。

ちらし寿司

主食+主菜 E 503kcal　P 7.1g　塩 1.5g　K 293mg　リ 139mg

人気メニューのひとつです。米をでんぷん米または低たんぱく米に変えれば家族と同じ材料で作れます。具はお好みでアレンジしましょう。でんぷんご飯は冷めてしまうとボソボソとした食感になるため，食べる直前に作り，少し温かい状態で召し上がって下さい。冷めてしまった場合は電子レンジで軽く温めるとよいでしょう。

材料（1人分）

- でんぷん米
  または低たんぱく米*（炊飯前） ………… 100g
- 炊飯水………… 150〜200g を目安に好みで
- あなご（生）
  …………30g（みりん:5g　しょうゆ:5g）
  → きざみあなご(市販)
- さやえんどう ……………………………… 3g
- 紅しょうが ………………………………… 5g
- 焼きのり（きざみのり） ………………… 0.5g
- 炒りごま ……………………… 2g（小さじ 2/3）

【合わせ酢】
- 酢 ……………………………… 10g（大さじ 2/3）
- 砂糖 …………………………… 6g（小さじ 1）
- 塩 ………………………………0.3g（ひとつまみ）

【酢れんこん】
- れんこん ………………………………… 10g
- 酢 …………………………… 2g（小さじ 1/2 弱）
- 砂糖 ……………………………0.5g（ふたつまみ）

【具】
- にんじん ………………………………… 10g
- 干ししいたけ(乾) ……………………… 2g
- みりん ………………………… 1g（小さじ 1/6）
- だし割りしょうゆ* ………… 2g（小さじ 1/3）
- 干ししいたけの戻し汁 ……… 30g（大さじ 2）

【錦糸卵】
- 卵 ………………………………………… 10g
- 油 ………………………………………… 0.5g

作り方

❶ 炊飯し，干ししいたけは水で戻す。

❷ 具を作る。れんこんはいちょう切りにし，耐熱皿に入れ，砂糖と酢を加えて電子レンジ600Wで1分加熱し，酢ばすにする。にんじんは2cm長さの短冊切りにし，干ししいたけは細切りにする。鍋に干ししいたけの戻し汁とにんじん，干ししいたけを入れ，中火にかけ，煮立ったらみりんとだし割りしょうゆを加えて煮汁がなくなるまで煮る。卵は溶きほぐし，フライパンに油をひき，薄焼き卵を焼いて錦糸卵にする。さやえんどうは鍋でさっと茹で，斜めせん切りにする。

❸ 酢飯を作る。小ボウルに酢，砂糖，塩を入れて合わせ酢を用意する。でんぷんご飯が温かいうちに合わせ酢と具と酢ばすを入れ，しゃもじで切るようにして混ぜる。

❹ 皿に盛り，上にきざみ穴子，錦糸卵を飾り，仕上げにさやえんどうときざみのり，ごまを散らし，脇に紅しょうがを添える。

昼・夕食メニュー

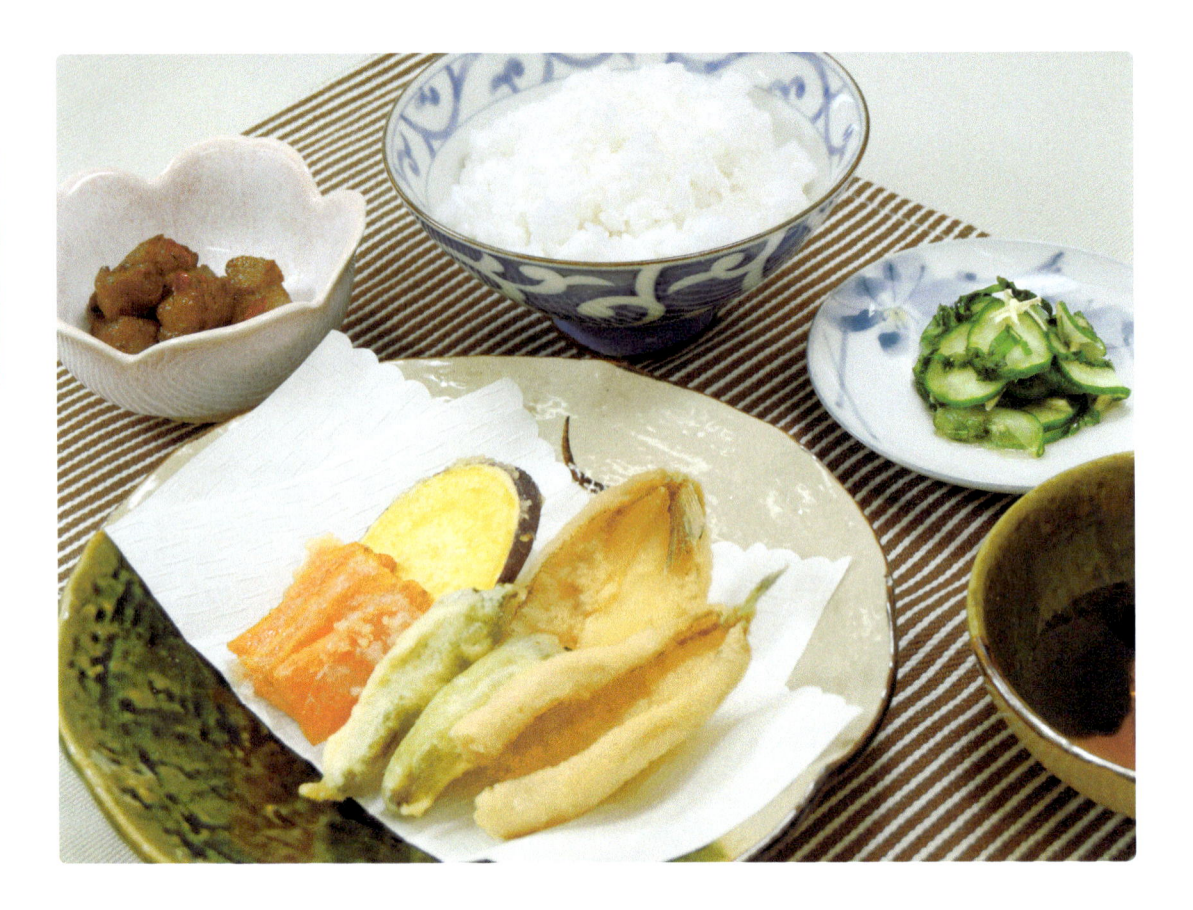

天ぷら

主菜 | E 281kcal | P 7.6g | 塩 0.6g | K 314mg | リ 108mg

人気の定番メニューを低たんぱく食でも楽しめます。季節ごとにいろいろな食材を使いレシピを広げましょう。天つゆに大根おろしやおろししょうがを加えると，味のアクセントになります。

材料（1人分）

- きす ……………………………………… 40g
- ししとうがらし …………………………… 10g
- さつまいも ……………………………… 20g
- にんじん ………………………………… 20g

【衣】
- でんぷん薄力粉 * ………… 20g（大さじ2強）
- 卵 ………………………………………… 5g
- 冷水 ………………… 20g（大さじ1と1/3）

【天つゆ】
- だし割りつゆの素 * ……………………… 5g
- 揚げ油 …………………………………… 適量

作り方

1. きすは背開きのものを用意し，ししとうがらしは茎を切り，竹串で数か所刺しておく。さつまいもは薄い輪切りにし，にんじんは短冊切りにする。
2. 衣を作る。ボールにでんぷん薄力粉と冷水，卵を入れ，さっと混ぜ合わせる。
3. 鍋に揚げ油を熱し，②に衣を付けて180℃で揚げる。
4. だし割りつゆの素に30gの熱湯を入れ，天つゆにする。

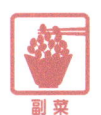

雷こんにゃく

副菜　E 60kcal　P 0.3g　塩 0.3g　K 21mg　リ 5mg

ごま油で炒めることで，こんにゃくの臭みが消えます。また常備菜として作り置きができます。こんにゃくはエネルギーやたんぱく質がほとんどありません。こんにゃくを油と調理することで，たんぱく質を増やさずにエネルギーが摂れる，重宝する一品です。

材料 (1人分)

- こんにゃく(板) ……………………………… 60g
- ごま油………………………5g（小さじ1強）
- だし割りしょうゆ * …………5g（小さじ1弱）
- みりん………………………3g（小さじ1/2）
- 唐辛子(乾) ………………………………… 少々

作り方

1. こんにゃくは手で一口大にちぎり，塩もみ（分量外）をして水洗いし，アクを抜く。
2. 鍋にごま油をひき，中火にかけ，唐辛子とこんにゃくを入れ，表面がチリチリするまでよく炒める。
3. ②にだし割りしょうゆとみりんを加え，煮汁がなくなるまで煮る。

浅漬け

副菜　E 5kcal　P 0.3g　塩 0.3g　K 71mg　リ 12mg

箸休めの一品です。レモン塩で漬け込み，作り置きもできます。さわやかな味で，さっぱりとするので，揚げ物や炒め物など油を使う料理と合います。いろいろな季節の野菜でアレンジしましょう。

材料 (1人分)

- きゅうり ………………………………… 30g
- しそ ……………………………………… 1g
- しょうが ………………………………… 1g
- レモン汁 …………………3g（小さじ1/2強）
- 塩 …………………………0.3g（ひとつまみ）

作り方

1. きゅうりは小口切りにし，しそとしょうがはせん切りにする。
2. ①にレモン汁と塩を入れてもむ。途中，野菜から水が出てくるので，軽く水気を切ってから器に盛り付ける。

昼・夕食メニュー

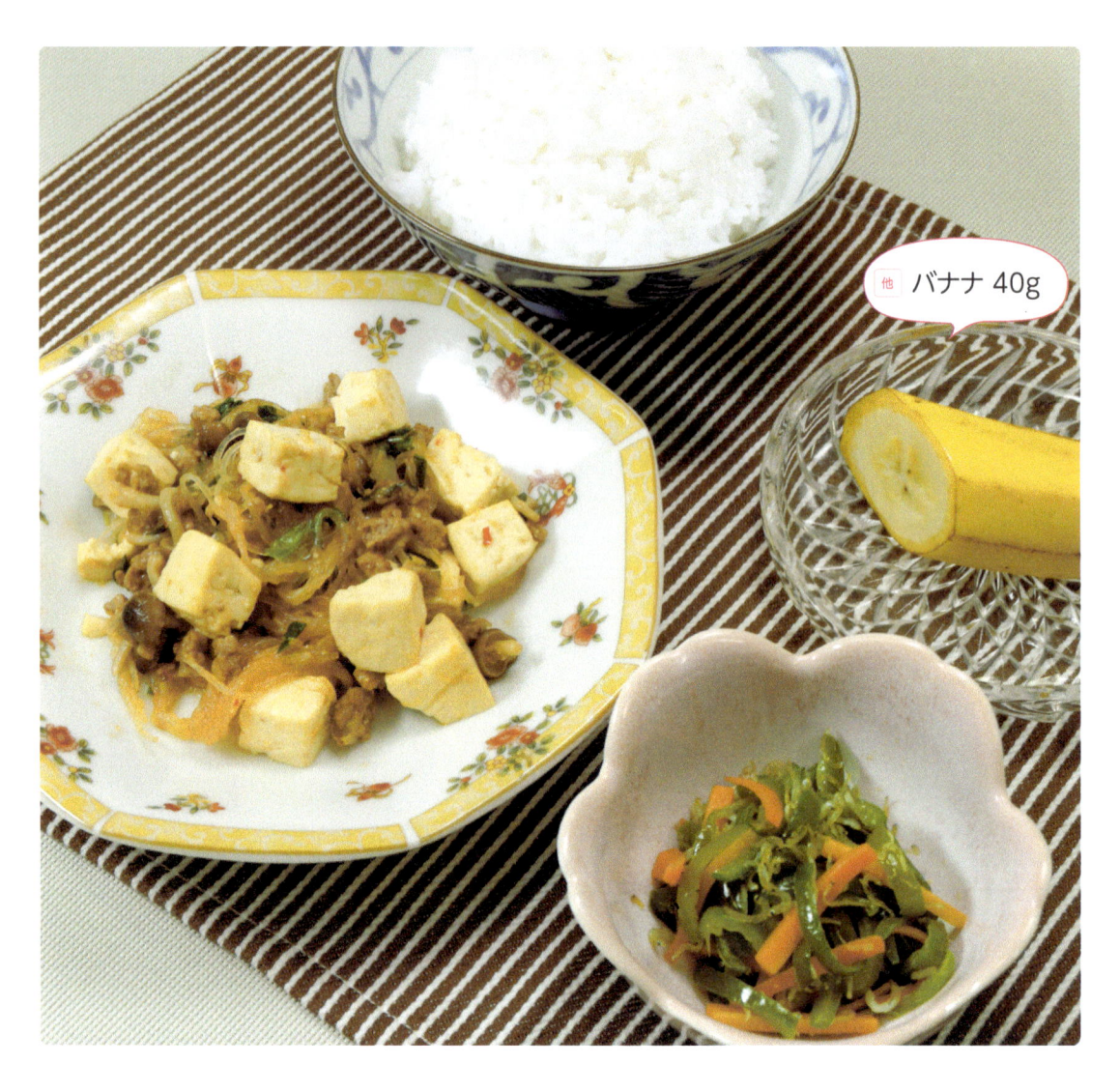

ピーマンのじゃこ炒め

副菜　E 43kcal　P 2.0g　塩 0.4g　K 133mg　リ 56mg

他 バナナ 40g

じゃこの塩味のみで仕上げます。じゃこの塩味と旨味，ごま油のコクでご飯が進み，おいしく食べられます。お好みに合わせ，色々な食材で応用できます。

材料（1人分）

- ピーマン……………………… 40g
- にんじん……………………… 10g
- じゃこ……………………………5g
- ごま油……………… 2g（小さじ1/2）
- みりん……………… 2g（小さじ1/3）
- だし汁………………………… 10g

作り方

❶ ピーマンは半分の長さに切り，0.5cn幅に切る。にんじんはピーマンと同じ長さに切り，細めの短冊切りにする。

❷ フライパンにごま油をひき，中火にかけ，ピーマンとにんじんを入れて炒める。油が回ったら，じゃことだし汁を加え，弱火にして炒り煮する。

❸ 材料に火が通ったら，みりんを加え，煮汁がなくなるまで炒める。

麻婆豆腐

主菜

E 237kcal　P 11.9g　塩 2.4g　K 385mg　リ 150mg

はるさめでボリュームアップ！　ご飯にかけて丼にしてもおいしく食べられます。トウバンジャンは辛みその1つで，塩が多く含まれます（トウバンジャン1gで食塩0.2g）。副菜は薄味のものと組み合わせると食塩のコントロールがしやすいです。

材料（1人分）

- 木綿豆腐……………………………80g
- 豚ひき肉……………………………30g
- ねぎ…………………………………30g
- にら…………………………………10g
- 生しいたけ…………………………10g
- はるさめ（乾）……………………10g
- しょうが……………………………2g
- にんにく……………………………2g
- ごま油………………4g（小さじ1）
- みそ…………………6g（小さじ1）
- 顆粒中華だし……3g（小さじ1強）
- 水……………150g（カップ3/4）
- 片栗粉………………3g（小さじ1）
- トウバンジャン……………………1g

作り方

1. 木綿豆腐は大きめのさいの目に切って茹でるか，塊のままキッチンペーパーに包み，重石をして水切りをする。ねぎ，生しいたけ，しょうが，にんにくはそれぞれみじん切りにし，にらは1cmの長さに切る。はるさめは鍋で茹でて戻し，ザルに上げて適当な長さに切る。
2. 鍋にごま油をひき，中火にかけ，しょうがとにんにくを炒める。香りが出てきたらひき肉，ねぎ，生しいたけを加え，ひき肉の色が変わるまで炒めたら水と中華だしを加え，蓋をして煮る。
3. 煮立ったら豆腐（大きめのさいの目に切るか手でくずしながら）を入れ，はるさめを加えて時々混ぜながらしばらく加熱する。
4. にらを入れ，みそを加えてよく溶かす。煮立ったら水溶き片栗粉を加え，加熱をしながら手早く混ぜてとろみをつける。仕上げにトウバンジャンを加える。

野菜の働き (8)

●ほうれん草は元気のもと？

　子どもの頃，テレビでポパイの漫画をよく見ました。ポパイがブルータスに襲われそうになるオリーブを助けに行きます。助けに行く前に必ずほうれん草を食べてから。子ども心にもほうれん草を食べると元気になるから食べないと，と思ったものです。ほうれん草が元気のもとになるといわれるのは，鉄分が多いからだそうです。ただ，野菜に含まれる鉄に共通していえますが，その鉄は，非ヘム鉄です。消化管から吸収される鉄はほとんどがヘム鉄で，非ヘム鉄は吸収されにくいのです。ほうれん草の鉄も同様です。

　ほうれん草にはシュウ酸が多く含まれ，鉄をはじめ，リンやカルシウムなどの吸収を抑えてしまいます。ヘム鉄を含む他の食材に含まれる（例えばお肉など）鉄の吸収まで阻害してしまいます。このことからほうれん草を食べると，逆に貧血を悪化させる可能性も考えられます。主治医の先生とよく相談して食べるようになさって下さい。また，大量のシュウ酸を食べるとシュウ酸を含む腎結石ができることも知られています。もちろん，ほうれん草にはビタミンAや葉酸が豊富で，ルテインというカロテノイドを多く含むというよい面もあります。

昼・夕食メニュー

昼・夕食メニュー

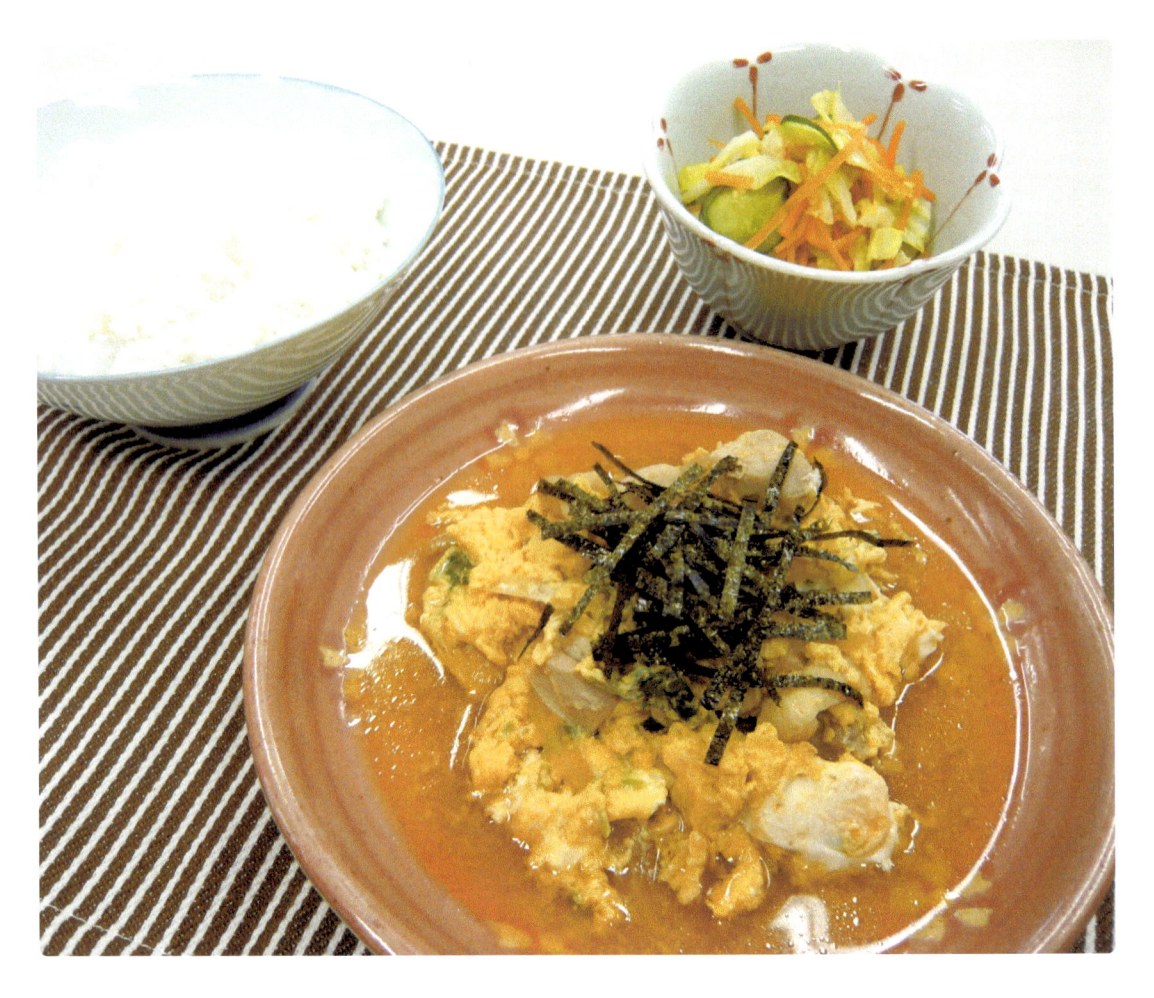

親子煮

主菜

E 152kcal　P 11.6g　塩 1.2g　K 290mg　リ 166mg

鶏肉と卵，2種類の動物性たんぱく質を使います。親子丼にしてもおいしいです。肉を多くしたい場合は，卵を1/2量にし，鶏もも肉を1.5倍量にしてもよいでしょう。玉ねぎも適宜増減して下さい。みりんや砂糖でお好みの味に仕上げましょう。

材料（1人分）

- 卵 ……………………………………… 50g
- 鶏もも肉皮つき ……………………… 30g
- 玉ねぎ ………………………………… 30g
- みつば ………………………………… 5g
- だし割りつゆの素* ………10g（大さじ 2/3）
- だし汁 ………………… 100g（カップ 1/2）
- 焼きのり（きざみのり） ……………… 少々

作り方

1. 卵は小ボウルに割り入れ，溶きほぐす。鶏もも肉は角切り，玉ねぎは薄切りにし，みつばは2cmの長さに切る。
2. 鍋にだし汁とだし割りつゆの素を入れ，中火にかけ，玉ねぎを加えて煮立ったら鶏肉を加え，蓋をしてしばらく煮る。
3. 材料に火が通ったら②に溶き卵を回し入れ，蓋をし，卵が好みの硬さになったら火を止め，みつばを加え，蓋をして少し蒸らす。
4. 皿に盛り付け，上にきざみのりを散らす。

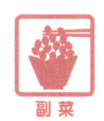

塩もみ

副菜

E 13kcal　P 0.5g　塩 0.6g　K 133mg　リ 18mg

漬物の代わりになります。多めに作って保存する場合は，酢を加えましょう。食塩を少なくしているので保存がききません。材料の2％（重量）くらいの塩を加えると保存性が高まりますが，減塩にする場合は食塩を控える代わりに酢を加えるのがコツです。

材料（1人分）

- キャベツ……………………………………30g
- きゅうり……………………………………20g
- にんじん……………………………………10g
- しょうが……………………………………2g
- 塩……………………………0.5g（ふたつまみ弱）
- だし割りしょうゆ *………………………… 1g

作り方

1. キャベツは食べやすい大きさにしてからざく切りし，きゅうりは小口切り，にんじんはいちょう切り，しょうがはせん切りにする。
2. ボウルに①を入れ，塩を加えてよくもむ。水気が出てきたら，軽く絞って器に盛り付け，だし割りしょうゆをかける。

昼・夕食メニュー

野菜の調理と食べ方（2）

●食べる順番　── 野菜をはじめに食べましょう ──

　食事をするときは何から召し上がりますか？　食べたいものから…といいたいところですが，少し食べる順番を気にかけてみるのも健康維持のひとつになるかもしれません。
　ご飯など糖質を多く含む炭水化物を空腹時に食べると，血糖値が急に上がるため血糖コントロールが悪くなって様々な悪い影響が生じます。野菜に多く含まれる食物繊維は，糖質，脂質，コレステロールの消化吸収を遅らせ，血糖値の上昇を緩やかにしてくれます。そのため太りにくくするとも考えられています。食事の際は，食物繊維の多い野菜のおかずを食べ，次に主菜である肉や魚などのたんぱく質，その後にご飯やパン，麺類などの炭水化物へと食べ進めるのがよいでしょう。野菜に含まれるいも類，大豆以外の豆類，かぼちゃ，とうもろこしなどは糖質が多いので，炭水化物と同じように後で召し上がるのがよいでしょう。海藻やきのこ類も食物繊維が多く含まれる食材です。野菜を先にとることによりお腹も満たされ，自然に最後にとる炭水化物の量も抑えられ食べすぎを防いでくれることも期待されます。野菜をよく噛んで食べることにより，満腹中枢が刺激され食べ過ぎ防止を手助けしてくれるともいわれ，ダイエット効果も期待できます。この食事の順番を気にした食べ方は，手軽な食事療法として医療の場でも関心を集めているといわれています。健康な方でも病気の予防によいかもしれません。無理のない程度に取り入れてみてはいかがでしょうか。ただし，腎臓病の方，特にでんぷん米を召し上がっている方は「でんぷん米はおかずと一緒に召し上がらないと食べづらい」というご意見が多いため，ご担当の医師か栄養士の方とご相談下さい。

昼・夕食メニュー

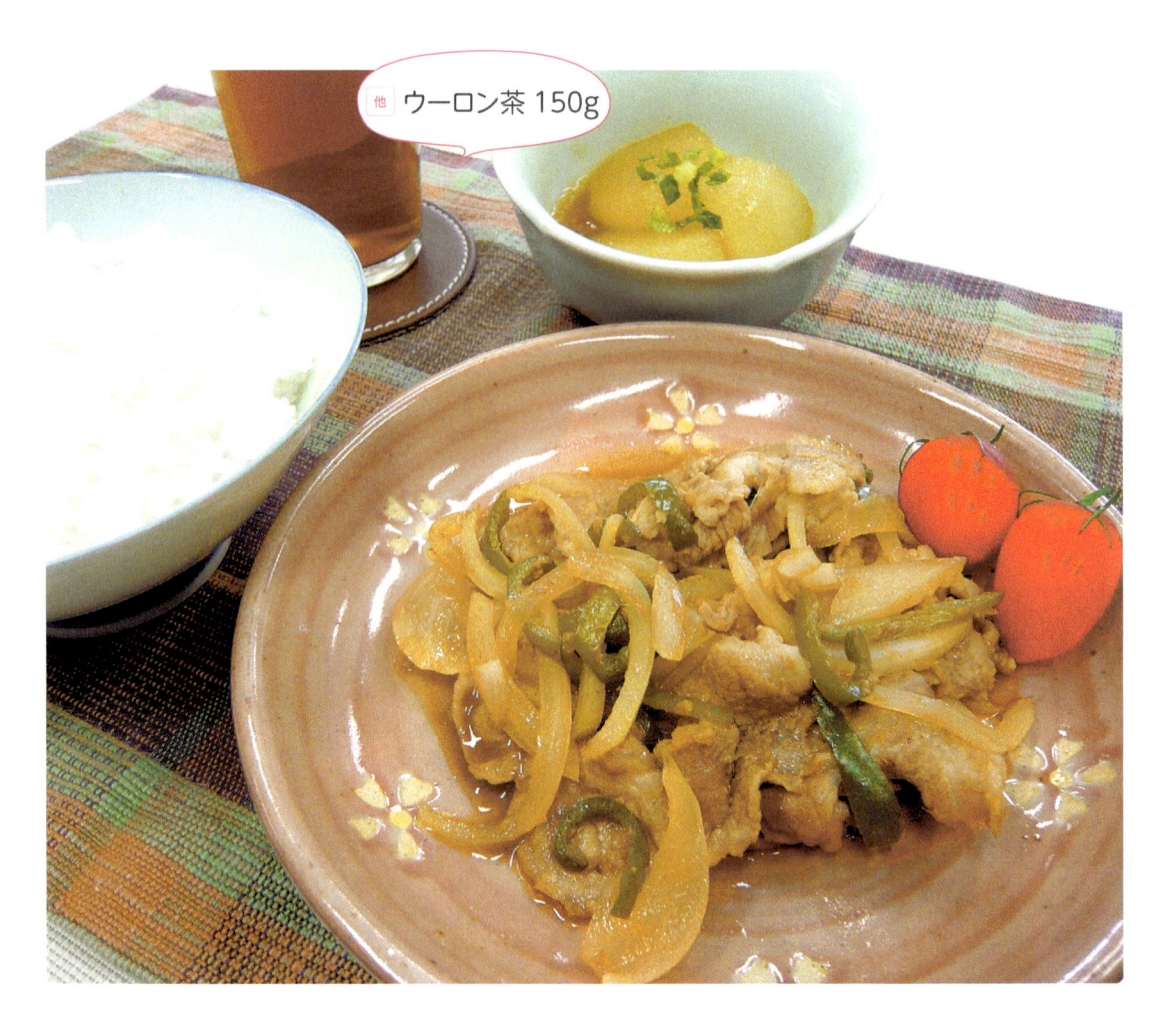

他 ウーロン茶 150g

冬瓜のくず煮

副菜 E 28kcal　P 0.5g　塩 0.7g　K 235mg　リ 29mg

冬瓜は夏が旬です。食欲が湧かない暑い時期には冷たくして召し上がって下さい。煮汁にとろみをつけると，食材に味がからみやすくなります。たんぱく質に余裕があれば，鶏もも肉，むきえび，かにやほたて貝柱（缶詰）を加えてもおいしいです。

材料（1人分）

- 冬瓜 ……………………………………… 80g
- だし割りしょうゆ* ………… 2g（小さじ1/3）
- みりん ………………………… 3g（小さじ1/2）
- 片栗粉 ………………………… 1g（小さじ1/3）
- 塩 ……………………………… 0.5g（ふたつまみ弱）
- だし汁 ………………………… 100g（カップ1/2）
- 小ねぎ ………………………………………… 5g

作り方

1. 冬瓜は食べやすい大きさに切り，小ねぎは小口切りにする。
2. 鍋にだし汁を入れて中火にかけ，冬瓜を加えて蓋をして煮る。
3. 煮立ったら弱火にしてみりんを加え，冬瓜が軟らかくなるまで煮る。
4. でき上がり際にだし割りしょうゆを加え，煮立ったところで鍋をゆすりながら水溶き片栗粉を加えてとろみをつける。器に盛り付け，上に小ねぎを飾る。

しょうが焼き

主菜 | E 228kcal | P 11.0g | 塩 0.5g | K 347mg | リ 133mg

しょうがの効果で肉が軟らかくなります。野菜を加えてボリュームアップ！ たんぱく質を減らしたい場合は，豚肩ロース肉を40gにし，キャベツやもやし，じゃがいもを適量加えてボリュームを出してもよいでしょう。

材料（1人分）

- 豚肩ロース肉脂身つき……………………70g
- しょうが……………………………………5g
- 酒……………………………5g（小さじ1）
- 玉ねぎ………………………………………30g
- ピーマン……………………………………10g
- 油……………………………3g（小さじ1弱）
- だし割りしょうゆ*…………7g（小さじ1強）
- 砂糖…………………………1g（小さじ1/3）
- ミニトマト…………………………………20g

作り方

1. バットや平皿におろししょうがと酒を入れ，そこに豚肩ロースを広げて並べ，途中上下を返し，20分以上置く。
2. 玉ねぎは薄切りにし，ピーマンは細切りにする。
3. フライパンに油をひき，中火にかけ，玉ねぎとピーマンを炒める。火が通ったら取り出し，次に②を入れて軽く焦げめがつく程度に両面を焼く。仕上げにだし割りしょうゆ，砂糖と，炒めておいた野菜を加え，全体に味をからめる。
4. 皿に盛り付け，ミニトマトを添える。

野菜の働き（9）

●しょうが —— しょうがは体を温める？ ——

　しょうがには「ジンゲロン」「ショウガオール」「シンゲロール」の3つの辛味成分が含まれます。「ジンゲロン」には血行をよくし体を温める作用があるため，新陳代謝や免疫力を高めるともいわれます。風邪のひき始めや冷え症の方にお勧めです。冬に体を温めるために食するのはもちろん，夏に冷房で冷えた体を，しょうがを使った料理を食べて芯から温めるのもよいでしょう。殺菌作用もあるといわれます。お寿司や日本料理の折詰にガリを添えるのは理にかなった組み合わせといえます。また「ショウガオール」は特に抗酸化作用が高く，活性酸素を除去する働きをもち，老化の予防や抗がん性があるといわれています。

　選び方は，皮の色がベージュの根しょうがは，ふっくらと形がよく，硬いもの。傷がなく皮がしなびていないものがよいでしょう。初夏に出回る新しょうがは，茎の付け根が鮮やかな紅色をしているものがよいでしょう。温かい紅茶にすりおろしたしょうがを入れるとジンジャーティーが楽しめます。

　しょうがには100g当たり270mgとカリウムガ多く含まれているので，注意が必要です。もっとも，一度にそれほどたくさん食べるものではないですが…。ちなみにしょうがのように温覚を刺激する野菜にはこしょうや唐辛子，さんしょうなどがあります。

昼・夕食メニュー

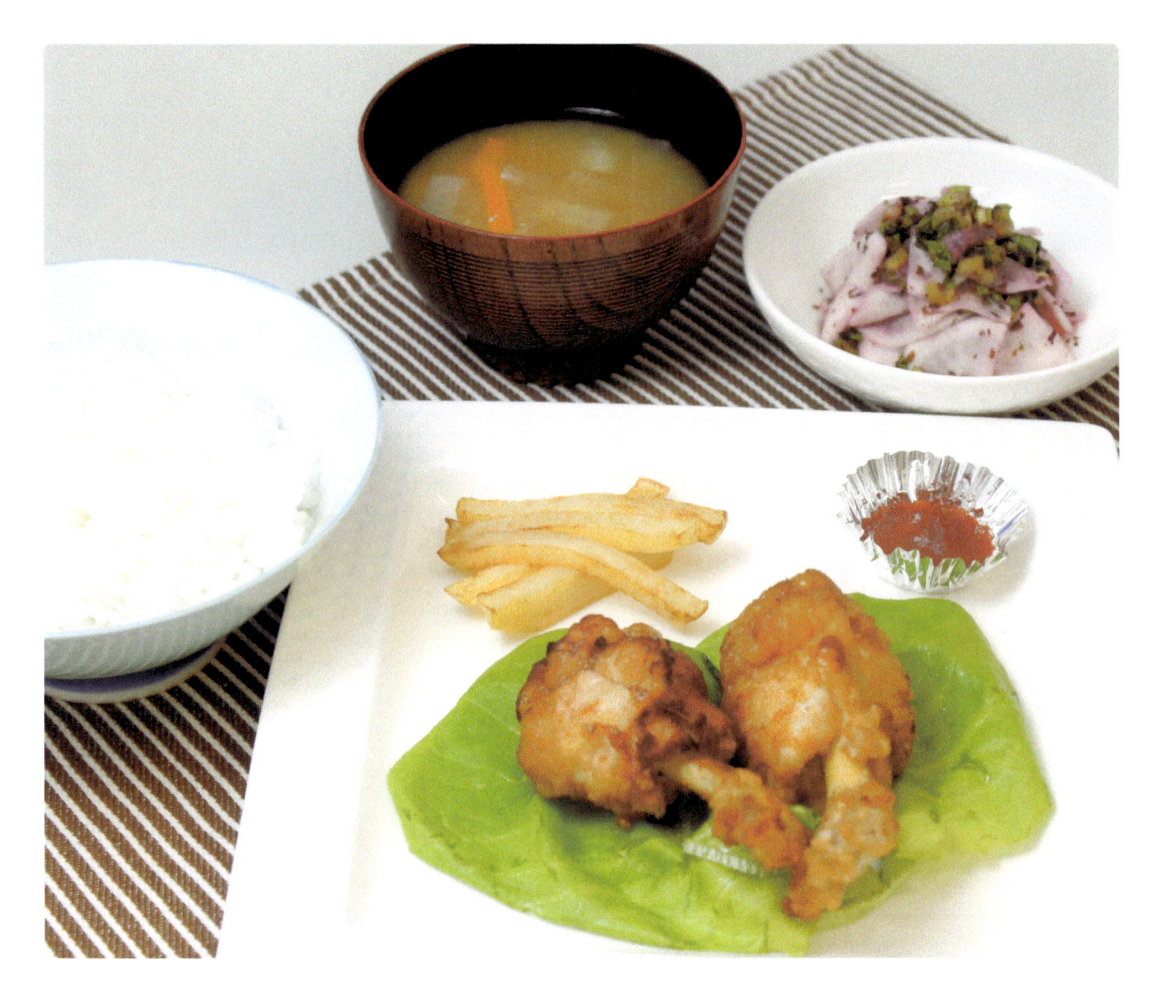

唐揚げ

主菜 　E 152kcal　P 11.1g　塩 0.3g　K 184mg　リ 106mg

骨付き肉を使ってボリュームアップ！　クリスマスなどパーティーメニューにもぴったりです。手羽肉やスペアリブなどの骨付き肉や，あじ，さんま，いわしなどの頭や背骨のついた一尾魚は，見た目にボリュームが出て，食べごたえもあり，満足感が味わえます。

材料 (1人分)

- 鶏手羽肉骨つき ………… 120g（正味65g）
- 片栗粉 ………………………… 7g（小さじ2強）
- しょうが ……………………………………… 2g
- にんにく ……………………………………… 1g
- だし割りしょうゆ* ………… 3g（小さじ1/2）
- 揚げ油 ……………………………………… 適量
- サラダ菜 …………………………………… 5g

作り方

1. 鶏手羽肉は，持ちやすいように下部に切り目を入れて包丁で肉をこそぎ，骨を出す。しょうが，にんにくは薄切りにする。
2. ビニール袋に①とだし割りしょうゆを入れて袋を閉じ，上からよくもみ込み，冷蔵庫でしばらく置く。
3. ②を取り出し，肉の部分に片栗粉をまぶして180℃の油で揚げる。皿にサラダ菜を敷いて盛り付ける。

ポテトフライ

副菜 | E 34kcal | P 0.5g | 塩 0.2g | K 142mg | リ 16mg

エネルギー補給に，おやつにも向きます。じゃがいもは好みの太さに切って下さい。太く切る場合は，最初に160℃の低温でじっくり揚げ，次に180℃で色づくまで揚げるとよいでしょう。ケチャップは食塩が少ない調味料の一つです。5gで食塩0.2gです。ケチャップの他，塩，こしょう，カレー粉など，お好みの味でどうぞ。

材料（1人分）

- じゃがいも……………………………………30g
- 揚げ油…………………………………………適量
- ケチャップ………………………5g（小さじ1）

作り方

1. じゃがいもは皮をむき，拍子木切りにして軽く水にさらす。ザルに上げてキッチンペーパーでよく水気を拭く。
2. 180℃の油で，表面が色づく程度に揚げる。皿に盛り付け，脇にケチャップを添える。

かぶのゆかり和え

副菜 | E 14kcal | P 0.6g | 塩 0.5g | K 161mg | リ 17mg

ゆかり粉を使って手軽に作れます。作り置きもでき，漬物代わりに重宝します。かぶの葉が使えなければ，しその葉でも。ゆかり粉のみで塩もみと味付けを兼ねて食塩を減らしています。レモン汁を加えると，ゆかりの紫色が映え，保存性も高まります。作ってから時間を置くと，全体がきれいな紫色になります。

材料（1人分）

- かぶ（根）……………………………………50g
- かぶ（葉）……………………………………10g
- レモン汁…………………3g（小さじ1/2強）
- ゆかり粉………………………………………1g

作り方

1. かぶは縦半分に切り，切り口を下にして薄切りにする。かぶの葉は0.5cm幅に切る。
2. ボウルに①を入れ，レモン汁とゆかり粉を加えてよく混ぜ，冷蔵庫で3時間以上置く。

大根とにんじんのみそ汁

汁物 | E 17kcal | P 0.8g | 塩 0.7g | K 150mg | リ 25mg

材料（1人分）

- 大根……………………………………………20g
- にんじん………………………………………10g
- みそ………………………………5g（小さじ1弱）
- だし汁……………………100g（カップ1/2）

作り方

p.36参照

昼・夕食メニュー

昼・夕食メニュー

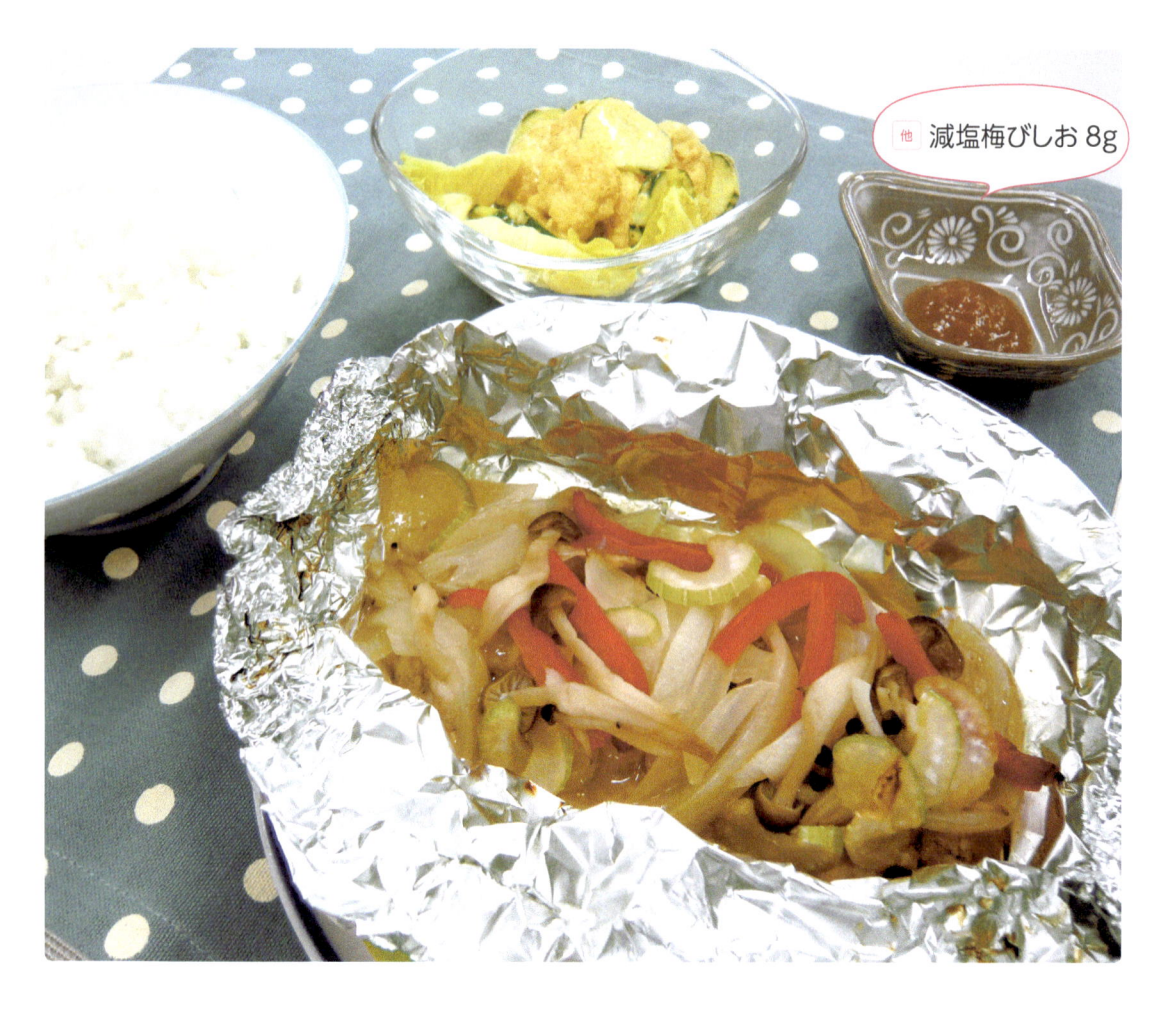

他 減塩梅びしお 8g

ホイル包み焼き

主菜 　E 156kcal 　P 12.5g 　塩 0.7g 　K 394mg 　リ 149mg

アルミ箔で手軽に作れます。鶏肉は厚みがあると火の通りが悪いので，そぎ切りにします。こうすることで，肉の表面積が広がり，少ない肉でもボリュームアップできます。魚やえび，いか，ほたて貝でも合います。

材料（1人分）

- 鶏もも肉皮つき……………………………70g
- 酒……………………………5g（小さじ1）
- 玉ねぎ………………………………………30g
- セロリ………………………………………20g
- しめじ………………………………………10g
- 赤ピーマン…………………………………10g
- ゆずこしょう…………………………………2g

作り方

1. 鶏もも肉は食べやすい大きさにそぎ切りし，皮目を下にして大きめに切ったアルミ箔にのせ，酒を振りかける。
2. 玉ねぎ，セロリは薄切りにし，しめじは手で適当な大きさに割き，赤ピーマンは半分に切ってから縦にして0.5cm幅で切る。
3. ①にゆずこしょうを塗り，上に②をのせて上下と両端を包む。
4. オーブントースターに入れて10〜15分ほど蒸し焼きにする。

カレーマヨネーズサラダ

副菜　E 82kcal　P 1.1g　塩 0.2g　K 204mg　リ 37mg

いつものマヨネーズをカレー味にし，ひと味変えます。あっさりとした味付けの主菜と合います。カレー粉自体に塩は入っていませんが，カレーのルウやカレー粉の入った塩味調味料は，食塩が多く含まれます。それぞれの食塩量を確認して上手に使い分けましょう。

材料（1人分）

- カリフラワー……………………………………40g
- きゅうり…………………………………………10g
- マヨネーズ（全卵型）………10g（大さじ1弱）
- カレー粉……………………0.5g（小さじ1/4）
- レタス……………………………………………5g

作り方

❶ カリフラワーは小房に分けて切り，沸騰したお湯で軟らかく茹でる。茹で上がったらザルに上げて冷ます。きゅうりは小口切りにする。

❷ ボウルにマヨネーズとカレー粉を入れ，混ぜたら①を加えて，まんべんなく和える。

❸ 器にレタスを敷き，②を盛り付ける。

野菜の働き（10）

●赤パプリカ ── ビタミンCを多く含む野菜 ──

　赤パプリカは大型ピーマンで，野菜の中で一番といってよいほどビタミンCを豊富に含んでいます。本書では赤ピーマンとしています。

　厚生労働省による成人のビタミンCの1日推奨摂取量は100mg（妊婦110mg，授乳婦145mg）ですが，赤パプリカには，普通の緑ピーマン（中型）と比べ，ビタミンCは約2倍の170mg，黄パプリカには150mg含まれています。1個食べずとも，1日の摂取量が摂れてしまうほどの含有量です。

　私たちになじみが深いピーマンも，日持ちや輸送の理由などもあり，緑で収穫されますが，採らずにそのまま畑で育てると完熟するに従い色がつき，甘みや栄養価も高くなります。韓国やオランダ，ニュージーランドなどから輸入していたパプリカですが，今では，熊本県，宮崎県，茨城県，青森県などの国産も増え，通年みられます。旬は，ピーマンと同じく7〜9月で，その時期が価格も安く，多く出回るおいしい時期です。

　パプリカに多く含まれる3つのビタミンA・C・Eは，ビタミンエース（ACE）と呼ばれ，それぞれに抗酸化力が高く，活性酸素を除去し，老化を抑制すると期待されています。

昼・夕食メニュー

昼・夕食メニュー

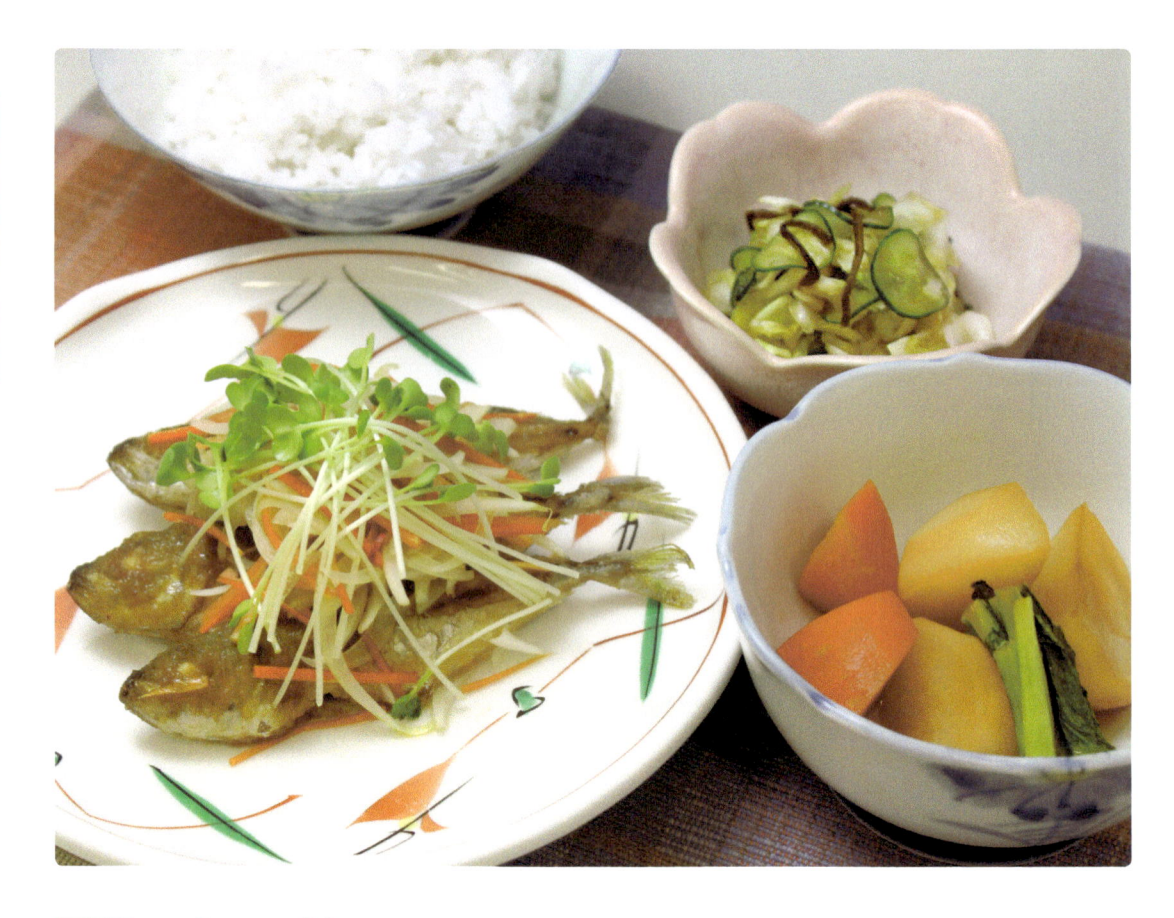

含め煮
副菜

E 36kcal　P 0.8g　塩 0.6g　K 297mg　リ 37mg

かぶは煮すぎないよう，にんじんよりも後に入れます。味のはっきりした主菜と組み合わせると味のバランスがとれます。季節の野菜やいも類，きのこ類でアレンジしましょう。

材料（1人分）

- かぶ（根）･････････････････････････････60g
- にんじん･････････････････････････････20g
- かぶ（葉）･･･････････････････････････10g
- みりん･･････････････････5g（小さじ1弱）
- だし割りしょうゆ *･･････････3g（小さじ1/2）
- 塩･･････････････････････0.3g（ひとつまみ）
- だし汁･･･････････････100g（カップ1/2）

作り方

❶ かぶは皮をむいて4〜6つ割りにする。にんじんは半月切りにし，かぶの葉は4cm長さに切る。

❷ 鍋にだし汁を入れて中火にかけ，にんじんを入れて蓋をし，煮立ったらみりんとかぶを加える。蓋をして再度煮立ったら弱火にし，しばらく煮る。途中でかぶの葉を加え，材料に火が通ったらだし割りしょうゆと塩を加え，煮含める。

あじ南蛮漬け

主菜 | E 165kcal | P 9.7g | 塩 0.5g | K 283mg | リ 363mg

小あじ（豆あじ）を使うと2～3尾食べられます。丸ごと揚げ，骨まで食べられます。揚げたてを調味液に漬けるのが，味をしみ込ませるポイントです。魚は他にきすやわかさぎなどの小さい魚やたら，たい，かれいなどの白身魚が合います。好みで野菜を増量し，さらにボリュームアップしてもよいでしょう。

材料（1人分）

- 小あじ……………………………………60g
- 片栗粉…………………… 3g（小さじ1）
- 揚げ油……………………………………適量
- 玉ねぎ……………………………………30g
- にんじん…………………………………10g
- かいわれ大根……………………………10g

【調味液】
- 酢 ………………………… 15g（大さじ1）
- だし割りしょうゆ *
  ………………………… 5g（小さじ1弱）
- 砂糖 ……………………… 3g（小さじ1）
- 唐辛子（乾）……………………………少々

作り方

1. あじはぜいごと内臓を取り，水洗いする。大きい場合は，3枚おろしにする。玉ねぎは薄切りにする。にんじんは3cm長さに切り，せん切りにする。かいわれ大根は根を切り落とし，唐辛子は種を取って輪切りにする。
2. 調味液を作る。小ボウルに酢，だし割りしょうゆ，砂糖，唐辛子を入れて混ぜる。
3. あじに片栗粉をまぶし，180℃の油できつね色になるまで揚げる。揚がったら熱い状態でバットなどに入れ，上に玉ねぎとにんじんをのせ，②をかける。途中，あじを上下に返し，味をしみ込ませる。
4. 冷めたら冷蔵庫に入れて4～5時間ほど置く。皿に盛り付け，上にかいわれ大根をのせる。

塩昆布和え

副菜 | E 15kcal | P 0.9g | 塩 0.5g | K 154mg | リ 20mg

塩昆布と野菜さえあればあっという間にできる，ご飯も進む一品です。塩昆布は塩の少ないものを使うとさらに減塩することができます。まとめて作ると楽です。作り置きする場合は，保存性を高めるために酢やレモン汁を加えましょう。

材料（1人分）

- キャベツ…………………………………40g
- きゅうり…………………………………10g
- 塩昆布……………………………………3g

作り方

1. キャベツは食べやすい大きさに切ってから1cm幅のざく切りにする。きゅうりは小口切りにする。
2. ビニール袋か保存用バッグに①と塩昆布を入れ，口を閉じて袋の上からよくもみ，冷蔵庫で2～3時間置く。野菜から出た水を軽く切って盛り付ける。

昼・夕食メニュー

昼・夕食メニュー

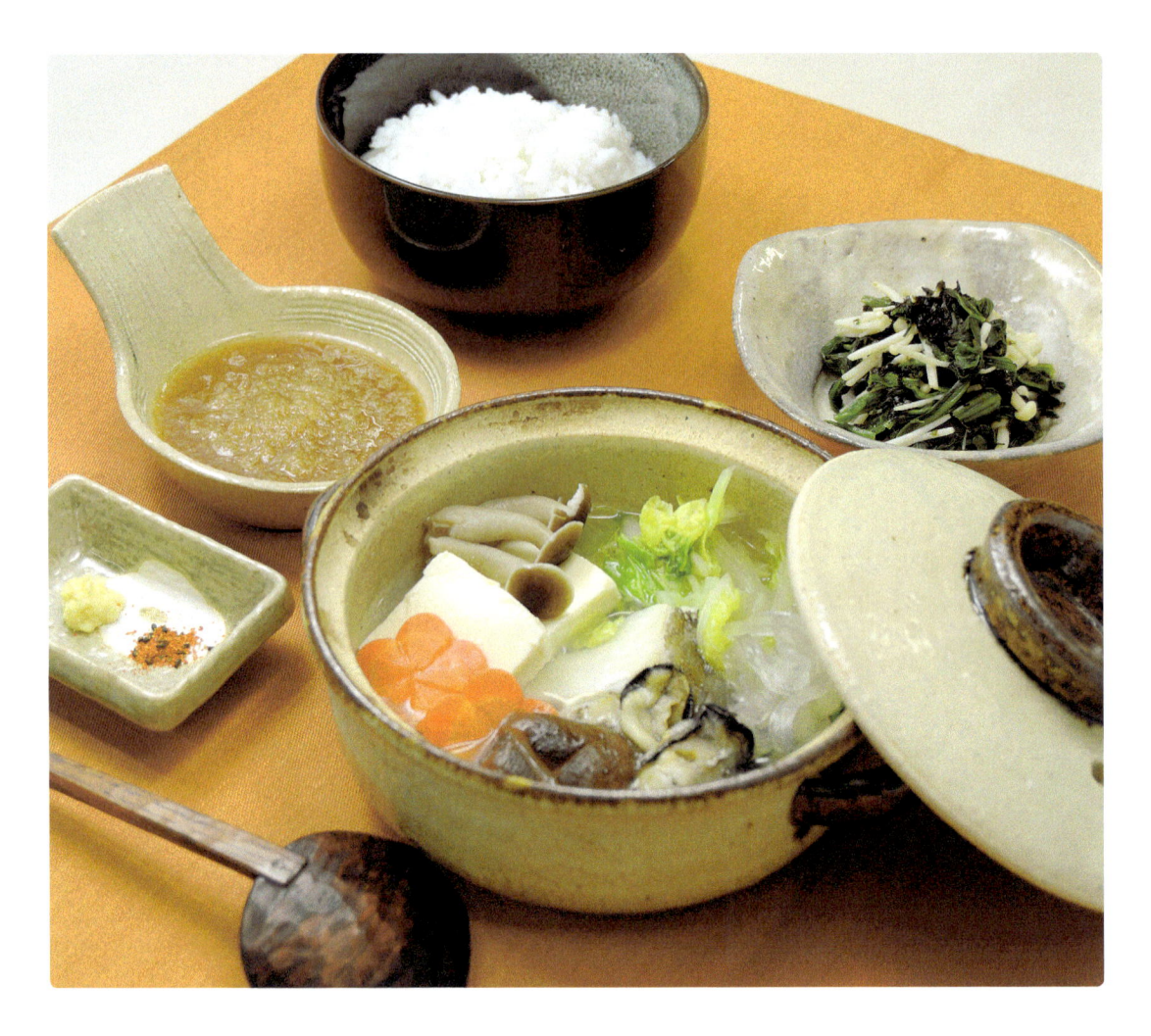

ほうれん草ののり和え

副菜 | E 19kcal | P 1.4g | 塩 0.2g | K 405mg | リ 44mg

のりは食べる直前に和えるか、和えずに上からかけるとよいでしょう。家庭にある材料で手軽にできます。減塩のり佃煮8g（食塩0.3g）を茹でた野菜と和えればより簡単にできます。

材料 (1人分)

- ほうれん草……………………………50g
- えのきたけ……………………………10g
- 焼きのり………………………………1g
- だし割りしょうゆ*…………4g（小さじ2/3）
- だし汁…………………2g（小さじ1/2弱）

作り方

1. ほうれん草は沸騰した湯に塩をひとつまみ（分量外）入れた鍋で茹で、茹で上がったらザルに上げて水にさらす。水気をよく絞ってから2cmの長さに切る。えのきたけは石づきを取って2cm長さに切り、沸騰した湯の入った鍋で茹で、ザルに上げて水気を切る。
2. ボウルにだし割りしょうゆとだし汁を入れ、①を加え、さっと和える。焼きのりを手でちぎりながら入れ、さらによく混ぜる。

鍋物

主菜 E 149kcal P 10.5g 塩 1.3g K 676mg リ 205mg

鍋料理は多種類の食品が手軽に摂れます。漬けだれの薬味は小ねぎやレモン，すりごまなど色々なアレンジができます。家族で鍋を囲むときは，自分用に各食品を計量して皿に用意し，自分のスペースを作って食べると安心して楽しめます。でんぷんもちやでんぷん麺，葛きりなどを入れるとエネルギーが増やせます。

材料（1人分）

- 絹ごし豆腐……………………50g
- かき……………………………45g
- 生たら…………………………30g
- 白菜……………………………60g
- 春菊……………………………10g
- しめじ…………………………10g
- にんじん………………………10g
- 葛きり（乾）…………………10g
- 生しいたけ……………………5g
- 大根……………………………50g

【漬けだれ】
- ゆず果汁…………15g（大さじ1）
- だし割りしょうゆ*
  　…………10g（大さじ1/2強）
- しょうが………………………2g
- 一味唐辛子…………………少々
- （昆布（乾）…………………2g）

作り方

❶ 白菜は葉と白い芯の部分に分け，葉は食べやすい大きさに，芯は縦半分に切ってからそぎ切りにする。しめじは石づきを取り，にんじんは0.2～0.3cmの輪切りにする。春菊は5cmの長さに切る。生しいたけは軸を取り，十字形にVに切り目を入れて飾り切りにする。絹ごし豆腐とたらは食べやすい大きさに切る。

❷ 漬けだれを作る。大根はおろし金でおろし，器に入れ，ゆず果汁とだし割りしょうゆを加えて混ぜる。しょうがはおろして別皿に入れる。

❸ 昆布を漬けておいた水の入った土鍋（鍋）を中火にかけ，白菜の芯，にんじんなど硬い材料から入れ，蓋をして沸騰するまで煮る（昆布は沸騰する前に取り出す）。沸騰したらかき，たら，葛きりを入れ，残りの材料も順番に入れていく。煮立ったら少し火を弱め，火の通ったものから取り出し，漬けだれにつけて食べる（漬けだれは好みでしょうがや一味唐辛子を入れる）。

昼・夕食メニュー

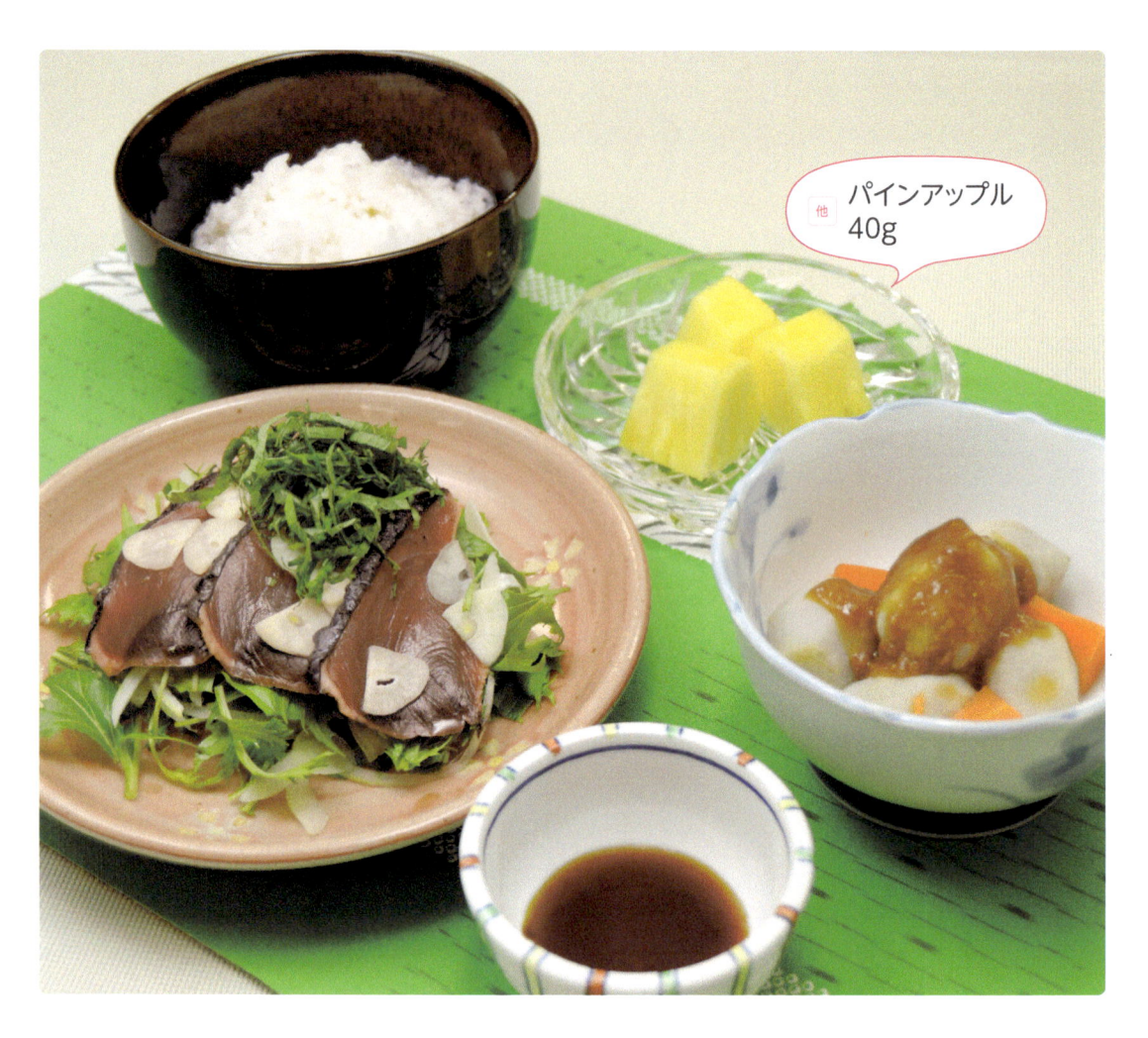

> パインアップル 40g（他）

かつおのたたき

主菜 ｜ E 70kcal ｜ P 9.4g ｜ 塩 0.6g ｜ K 382mg ｜ リ 151mg

香味野菜をたっぷりのせて。にんにくやしょうがはお好みで増減して下さい。マヨネーズとフレンチドレッシングでカルパッチョ風にもアレンジできます。玉ねぎに辛味がある場合は，水にさらしてから水気を絞って盛り付けて下さい。

材料（1人分）

- かつおのたたき ……………………… 40g
- 玉ねぎ ……………………………… 30g
- 水菜 ………………………………… 20g
- にんにく …………………………… 5g
- しそ ………………………………… 2g
- しょうが …………………………… 2g
- ぽん酢 ……………………… 10g（小さじ2）

作り方

1. 玉ねぎ，にんにくは薄切りにし，青しそとしょうがはせん切りにする。水菜は2cmの長さに切る。
2. ①を皿に盛り，好みの厚さに切ったかつおのたたきを並べる。ぽん酢は小皿に入れて添える。

里いものみそ煮

副菜 | E 83kcal | P 2.0g | 塩 1.0g | K 711mg | リ 77mg

里いもをだし汁で煮て，みそを上からかけます。材料に味を付けずにだし汁だけで煮て，減塩しています。おいしいだし汁を取ることがポイントです。甘めの煮物が好きな方は，里いもとにんじんを煮るときに砂糖を加えてもよいでしょう。練りみそを少量作る場合は，電子レンジを使うと便利です。

材料 (1人分)

- 里いも……………………………………90g
- にんじん…………………………………20g
- みそ…………………………6g（小さじ1）
- みりん………………………6g（小さじ1）
- だし割りしょうゆ*………2g（小さじ1/3）
- だし汁………………100g（カップ1/2）

作り方

1. 里いもは皮をむき，大きければ一口大に切る。鍋に里いもとかぶるくらいの水を入れて中火にかけ，下ゆでする。にんじんは乱切りにする。
2. 鍋にだし汁と①を入れて中火にかけ，蓋をして軟らかくなるまで煮る。練りみそを作る。鍋にみそとみりんを入れ，弱火にかけながらしゃもじでよく混ぜる。火が通り始めたらだし割りしょうゆを加えて火を止め，さらに混ぜる。
3. 器に里いもとにんじんを盛り付け，②を上からかける。

昼・夕食メニュー

野菜の選び方 (8)

●にんじん

葉の切り口の軸（輪）は，葉がより生長するに従って大きくなり，根の芯も太く硬くなります。軸（輪）が小さいものは葉がそれほど生長していないため，根も軟らかです。軸（輪）が大きいものは栄養分も葉に吸い取られぎみとなりますが，一方，小さいものは根により多くの栄養が含まれています。肩の部分が黒いものは古く，緑がかったものは味が落ちるので避けましょう。オレンジ色が濃いほどカロテンが豊富に含まれています。皮にハリがあり，ひげ根が少なく重みがあるものを選びましょう。硬めのものと軟らかいものを料理によって使い分けるのもよいでしょう。葉付きのにんじんを買った場合は，葉が根から養分を吸い上げるので，切り取って早めに使うのがよいでしょう。大根なども同じ要領で処理をします。1年中手に入る野菜ですが，旬は冬です。

昼・夕食メニュー

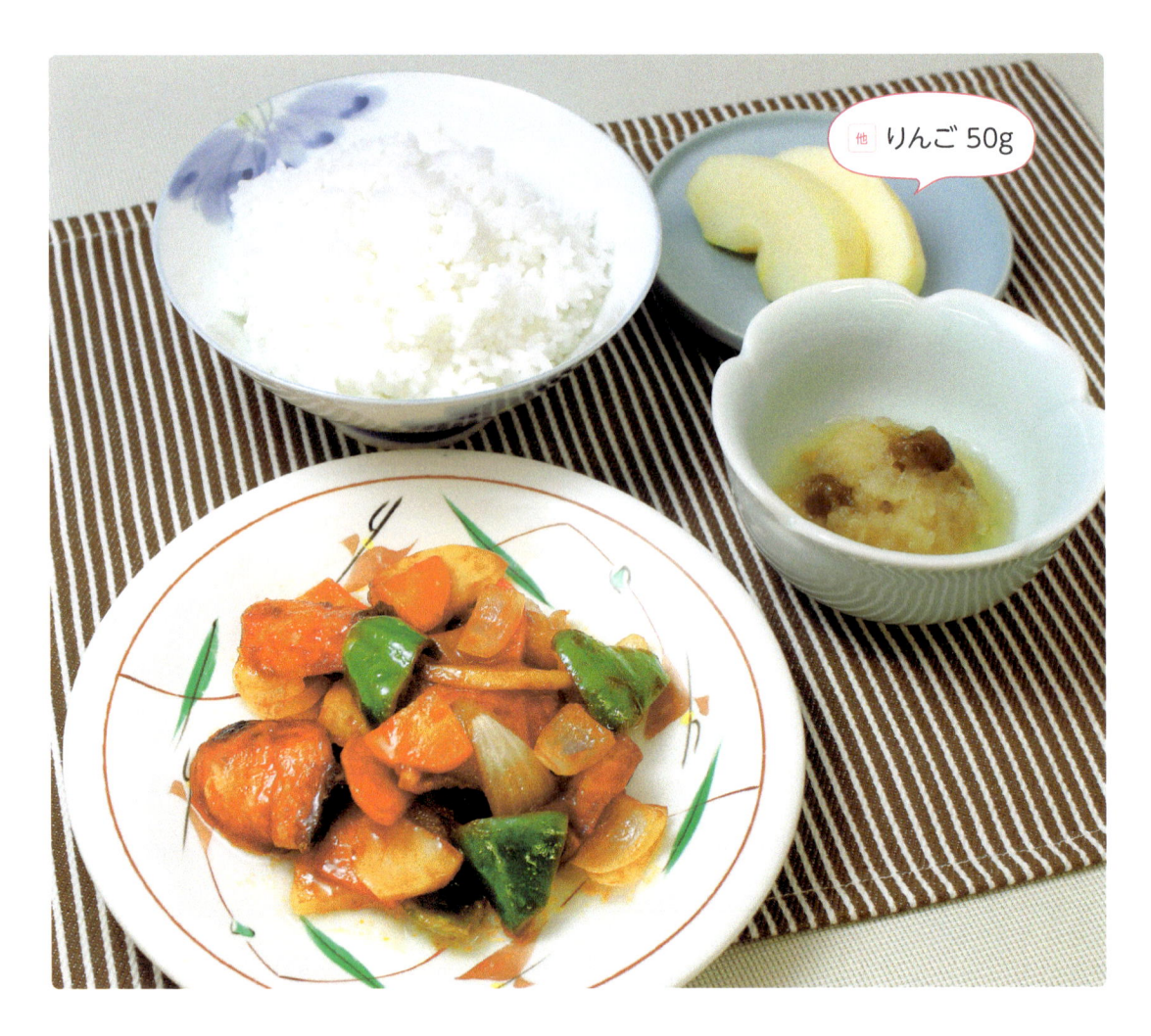

他 りんご 50g

なめこおろし

副菜 E 12kcal　P 0.4g　塩 0.2g　K 153mg　リ 15mg

大根おろしから水分が出るので，だし割りつゆの素は薄めずに使用します。おろし和えとして様々な応用ができます。なめこの代わりにきゅうりの角切りを入れたり，だし割りつゆの素の代わりに二杯酢にしても合います。

材料（1人分）

- 大根 …………………………………… 60g
- なめこ ………………………………… 10g
- だし割りつゆの素* ………… 2g（小さじ 1/3）

作り方

1. 大根はおろし金でおろし，軽く水気を切る。なめこは沸騰した湯の入った鍋でさっとゆで，ザルに上げる。
2. 器に大根おろしとなめこを入れて混ぜ，だし割りつゆの素をかける。

さけの甘酢炒め

主菜 E 208kcal P 10.3g 塩 0.9g K 441mg リ 153mg

秋さけが出回る時期に。白身魚，いか，豚肉，鶏肉などお好みでアレンジできます。酢やケチャップの酸味がきき，味付けがはっきりしているので，ご飯とも合います。副菜は薄味の煮物や野菜サラダと組み合わせてもよいでしょう。

材料（1人分）

- 生さけ……………………………………50g
- 片栗粉……………………………3g（小さじ1）
- 揚げ油……………………………………適量
- じゃがいも………………………………30g
- 玉ねぎ……………………………………20g
- にんじん…………………………………20g
- ピーマン…………………………………10g
- 油…………………………………5g（小さじ1強）
- 酢…………………………………15g（大さじ1）
- ケチャップ………………………10g（小さじ2）
- 砂糖………………………………3g（小さじ1）
- 塩………………………………0.5g（ふたつまみ弱）
- こしょう…………………………………少々

作り方

1. 生さけ一口大に切り，こしょうを振る。玉ねぎは横半分にしてから2cm幅に切り，じゃがいもは皮をむき0.5cm厚さのいちょう切りにする。にんじん，ピーマンもじゃがいもと同じくらいの大きさに切る。
2. 生さけに片栗粉をまぶし，180℃の油で揚げる。合わせ調味料を作る。小ボウルに酢，ケチャップ，砂糖，塩を入れてよく混ぜる。
3. フライパンに油をひき，中火にかけ，じゃがいも，にんじん，玉ねぎを入れて炒める。野菜に油が回ったら，ピーマンを加える。野菜に火が通ってきたら，合わせ調味料を加えてさらに炒め，仕上げに揚げたさけを加えてざっと混ぜ，塩を入れて味をととのえる。

カリウムの少ない野菜（2）

●玉ねぎ

　玉ねぎは野菜の中でもカリウムとたんぱく質の含有量が比較的少ない野菜です。スライサーで薄く切って盛り付けるとボリュームがあるサラダになります。お好みでかつお節，しょうゆや，酢じょうゆをかけたり，ほかの野菜を混ぜて洋風ドレッシングで食べても，玉ねぎを入れることでカリウム摂取量を抑えることにつながります。薄く切った後，辛みが気になるようでしたら，短時間水に浸します。辛みも軽減されシャキシャキ感が出ますが，栄養素が水に流れ出ないようにするには5分以内がよいでしょう。それでも辛い場合は短時間，電子レンジで加熱すると辛みが和らぎます。一般によく目にするものは黄玉ねぎですが，春に出る新玉ねぎは辛みが少なく，紫（赤）や白い玉ねぎは甘みがあるので生食に向いています。

　玉ねぎの他にはカリウムが少ないもやしなども，さっと茹でてサラダに混ぜると，ボリューム感が増す一品となります。ひげ根のみがついているブラックマッペや緑豆もやしに比べ，大豆の豆が先についている大豆もやしはたんぱく質が多めとなります。

昼・夕食メニュー

昼・夕食メニュー

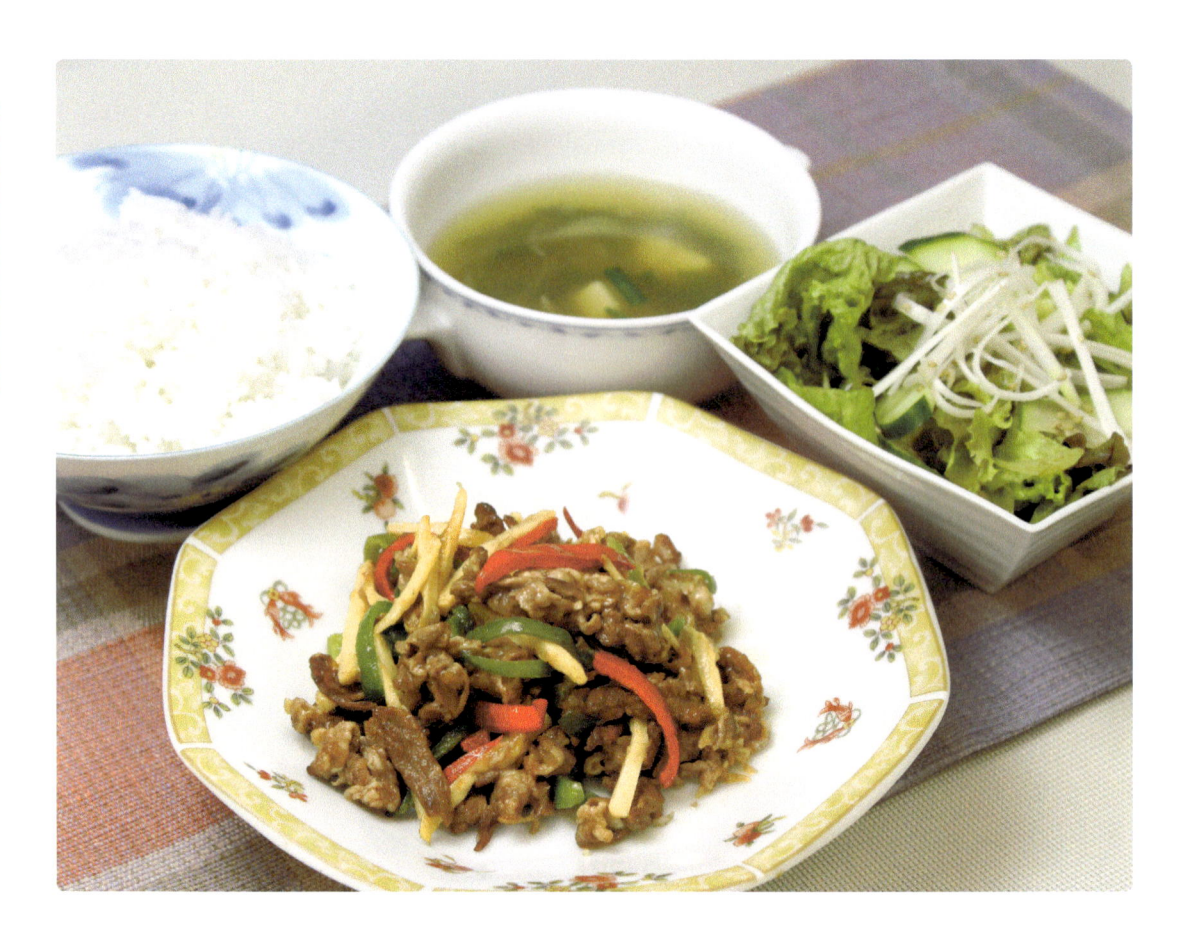

チンジャオロース

主菜 E 297kcal　P 12.5g　塩 1.0g　K 326mg　リ 138mg

ご飯が進む一品です。片栗粉を使うことで味が材料によくからみ，しっかりとした味付けに感じます。あっさりとした副菜や薄味の煮物と組み合わせても満足感があります。メニューの組み合わせによって，ごま油を使うと風味が出ます。

材料（1人分）

- 牛もも肉脂身つき ……………………………… 70g
- 酒 ……………………………… 5g（小さじ1）
- たけのこ(水煮) ……………………………… 20g
- ピーマン ……………………………… 20g
- 赤ピーマン ……………………………… 10g
- しょうが ……………………………… 3g
- 油 ……………………………… 8g（大さじ2/3）

A
- 酒 ……………………………… 10g（大さじ2/3）
- オイスターソース …………… 6g（小さじ1）
- だし割りしょうゆ* …… 3g（小さじ1/2）
- 砂糖 ……………………………… 2g（小さじ2/3）
- 片栗粉 ……………………………… 5g（大さじ1/2強）

作り方

1. 牛肉は細切りにして酒をかけ，軽く混ぜる。たけのこ，赤ピーマンは細切りに，しょうがはせん切りにする。小ボウルにAの調味料を合わせる。
2. フライパンに油をひき，中火にかけ，しょうがを入れて炒め，香りが出てきたら牛肉，赤ピーマン，たけのこを加えて炒める。
3. 火が通ったら，材料をかき混ぜながら，よく混ぜた①の合わせ調味料を加え，片栗粉が固まらないように手早く混ぜ，とろみがつくまで炒める。

チョレギサラダ

E 31kcal　P 0.5g　塩 0.2g　K 135mg　リ 19mg

サニーレタスやサンチュなどの葉物野菜に合います。お好みでおろしにんにくを加えてもおいしくできます。野菜の表面に味をつけることで，少ない調味料でもはっきりと味を感じることができます。作ってから時間が経つと野菜がしんなりしてしまうので，食べる直前に仕上げて下さい。

材料（1人分）

- サニーレタス……………………………………20g
- きゅうり…………………………………………20g
- ねぎ………………………………………………5g
- ごま油……………………………2g（小さじ1/2）
- だし割りしょうゆ *……………3g（小さじ1/2）
- ラー油……………………………………………少々
- 炒りごま………………………0.5g（小さじ1/6）

作り方

1. サニーレタスは食べやすい大きさにちぎる。きゅうりは縦半分に切ってから斜め薄切りにし，ねぎは白髪ねぎにする。
2. ボウルにごま油，だし割りしょうゆ，ラー油と①を入れてさっと和え，器に盛り付けて上から炒りごまをかける。

豆腐とにらのスープ

E 15kcal　P 0.9g　塩 1.0g　K 99mg　リ 18mg

メニューの組み合わせにより，ごま油やラー油，わかめを加えてもおいしいです。あっさりとしたスープなので，炒め物など油が多めの主菜に組み合わせると献立のバランスがとれます。

材料（1人分）

- 絹ごし豆腐……………………………………10g
- 玉ねぎ……………………………………………10g
- にら………………………………………………10g
- 顆粒中華だしの素………………2g（小さじ1弱）
- こしょう…………………………………………少々
- 水…………………………………100g（カップ1/2）

作り方

1. 玉ねぎは薄切りにし，にらは2cmの長さに切る。絹ごし豆腐はさいの目に切る。
2. 鍋に水を入れ，中火にかけ，中華だしの素と玉ねぎを入れる。ひと煮立ちしたら，にらと絹ごし豆腐を加え，沸騰したら火を止め，こしょうで調味する。

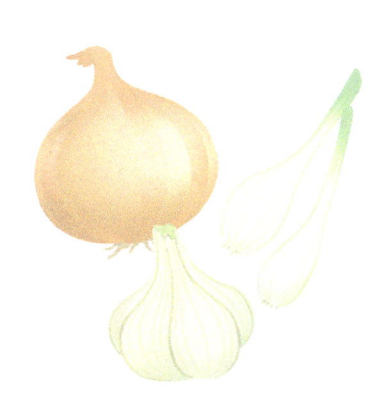

昼・夕食メニュー

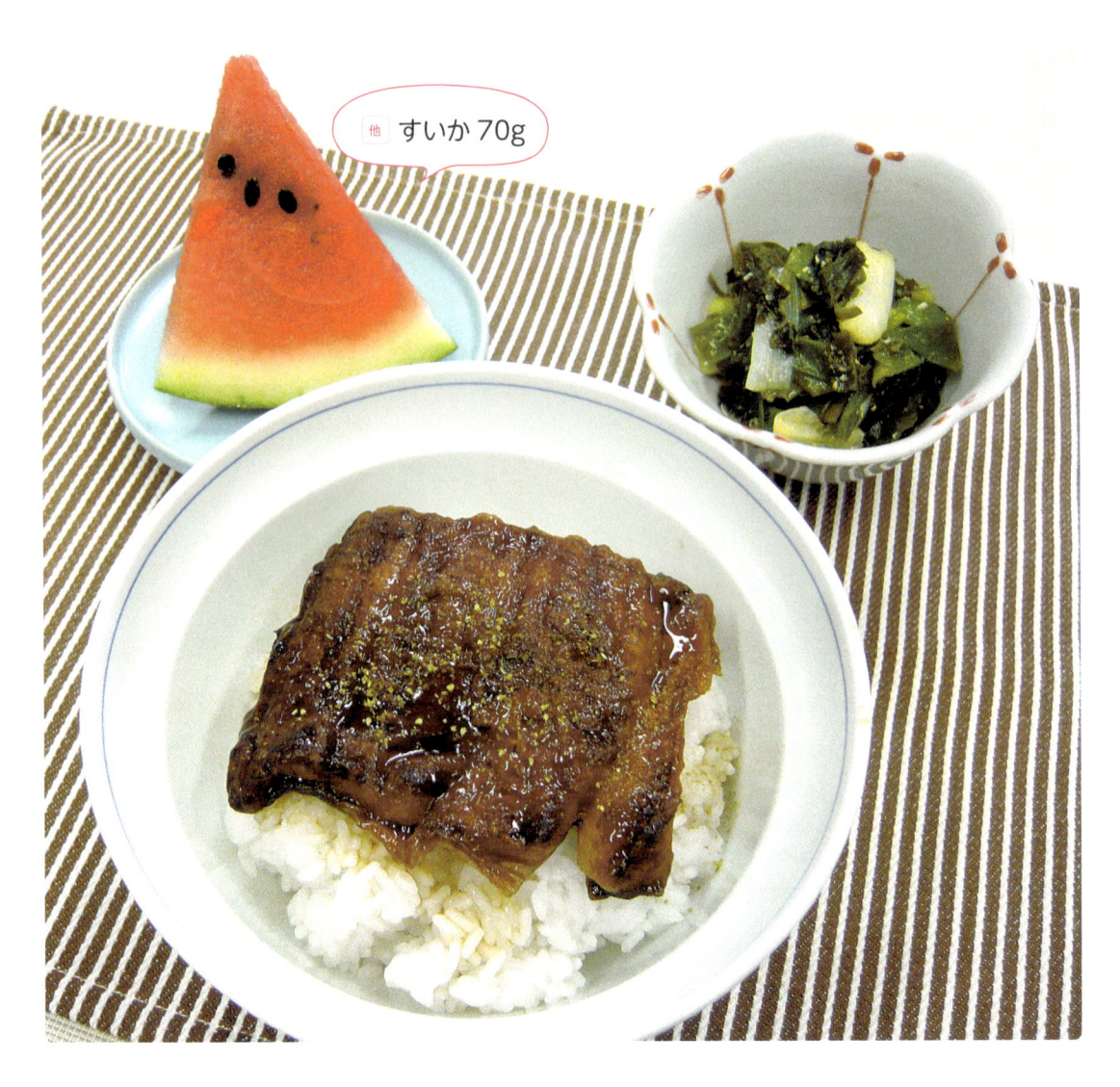

他 すいか 70g

うな丼

主食+主菜　E 607kcal　P 16.6g　塩 1.5g　K 225mg　リ 233mg

時にはボリュームのあるうな丼を！　うなぎはビタミンAやビタミンB₁が豊富です。市販うなぎのたれ15gには食塩約0.9gが含まれます。だし割りつゆの素を使うと塩分を1/2に抑えることができます。料理の組み合わせによってきざみのりやしそをのせてもおいしいです。

材料（1人分）

- でんぷん米
  または低たんぱく米*（炊飯前）………… 100g
- 炊飯水………… 150〜200gを目安に好みで
- うなぎ蒲焼き（市販）………………………… 70g
- だし割りつゆの素*………… 8g（大さじ1/2）
- 粉さんしょう…………………………………… 少々

作り方

1. でんぷん米または低たんぱく米を炊く。
2. うなぎの蒲焼きは，グリルかトースターで軽く焼く。
3. 丼に①を盛り，うなぎの蒲焼きをのせ，上からだし割りつゆの素をかけ，仕上げにさんしょうを振る。

わけぎとわかめの酢みそ和え

副菜　E 48kcal　P 1.6g　塩 1.2g　K 170mg　リ 31mg

別名「ぬた」です。季節の食材でアレンジを楽しみましょう。作ってから時間が経つと酢（酸）の影響でわけぎが変色するので，作り置きはしないで，食べる分だけ作ることをお勧めします。

材料（1人分）

- わけぎ……………………………………60g
- わかめ（乾）……………………………… 2g
- 酢 ………………………10g（大さじ2/3）
- みそ ……………………… 6g（小さじ1）
- 砂糖 ……………………… 3g（小さじ1）
- 練りからし……………………………少々

作り方

1. わけぎは根を落とし，3cm長さに切り，沸騰した湯の入った鍋で茹でる。茹で上がったらザルに上げ，流水で冷ます。わかめは水に漬けて戻す。
2. 酢みそを作る。ボウルに酢，みそ，砂糖，練りからしを入れてよく混ぜる。
3. わけぎとわかめの水気をよく絞り，②を加えて和える。

野菜の働き（11）

●野菜の皮と栄養成分　—— 野菜の皮には栄養がある？ ——

　野菜の皮や皮の近くには内側よりも栄養が若干多く含まれています。

　例えば，ごぼうは，風味や旨み成分のグルタミン酸が皮や皮の近くに多く含まれています。にんじんに含まれるβカロテンでは，皮付きと皮をむいたときでは1日の推奨摂取量の1割ほどの違いがあるといわれます。大根の食物繊維は，皮付きと皮をむいた場合，微量の違いがあり，辛み成分の殺菌作用や免疫力を高める作用があるとされる酵素「ミロシナーゼ」や，肌に大切なビタミンCも，中心よりも皮近くのほうが少し多く含まれているといわれます。キャベツや白菜などは，外側の緑色の葉ほど太陽が当たり，光合成による栄養分を作りやすいために，内側の白っぽい葉よりもカロテンやビタミン類が少し多く含まれています。

　皮は，様々な病気の抑制にも関連するとされるフィトケミカルも含まれています。例えば，玉ねぎの褐色の皮にはケルセチンという成分が多く含まれています。これはフィトケミカルの一種で，抗酸化作用や抗炎症作用，動脈硬化や高血圧などの血管障害を改善する働きがあるといわれています。お茶にして飲むこともできます。なんだか皮を捨てるのがもったいなくなりますね。

　皮をむかないと気になり食べづらい場合には，切り取って別にしておいたものを一緒に煮込み，最近話題の「野菜のだし」（ベジブロス）にするのもよい活用法かもしれません。その場合，葉物はよく洗い，じゃがいもの芽や緑色になった部分はソラニンや，チャコニンという毒性物質が含まれているので十分丁寧にえぐり取りましょう。

　ごぼうを調理するときは，皮をむかずにたわしやアルミ箔でこするか，包丁の背でこそぎ落とす程度がよいでしょう。にんじんは，出荷前のブラッシングで軽く皮をむかれた状態のものもあるので，洗うだけでよいでしょう。

昼・夕食メニュー

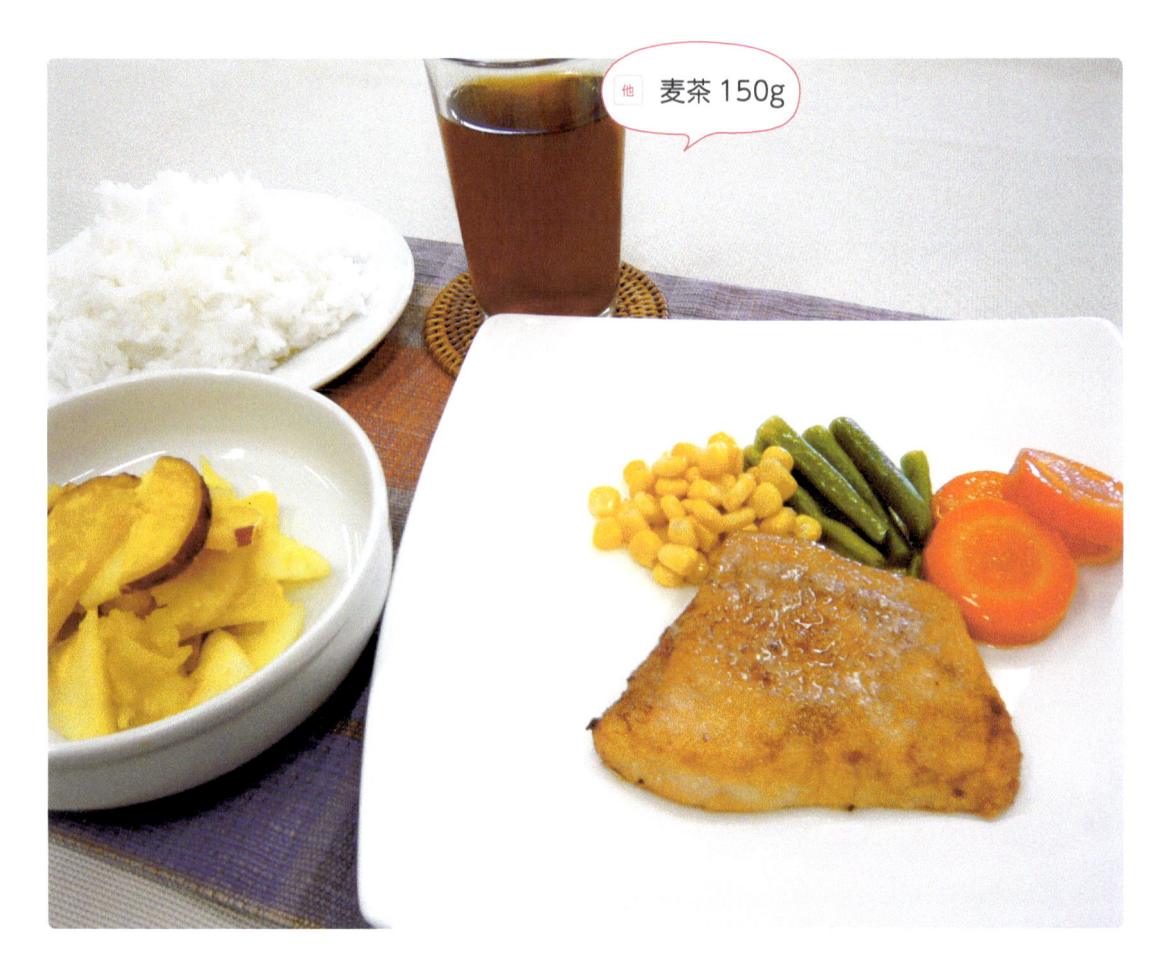

他 麦茶 150g

魚のムニエル
主菜　E 187kcal　P 12.2g　塩 1.1g　K 354mg　リ 210mg

白身魚やさけが合います。お好みで肉に変えてもよいでしょう。レモン汁をかけてもさっぱりします。魚に塩をせず、タルタルソースにするとエネルギーが増やせます。和風メニューと合わせる場合は、だし割りしょうゆを使い、バターしょうゆにしてもよいでしょう。

材料（1人分）

- めかじき……………………………………80g
- 塩……………………………0.8g（小さじ1/6）
- こしょう…………………………………………少々
- でんぷん薄力粉＊……………4g（小さじ1強）
- バター………………………5g（小さじ1強）
- オリーブ油…………………3g（小さじ1弱）

作り方

1. めかじきは塩、こしょうをし、20分ほど置いたらでんぷん薄力粉をまぶす。
2. フライパンにオリーブ油をひき、中火にかけ、①を入れて表面に焼き色がつく程度に焼く。仕上がり間際にバターを入れ、からめる。

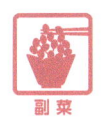

付け合わせ

副菜 | E 57kcal | P 0.8g | 塩 0.2g | K 147mg | リ 22mg

グラッセの砂糖はにんじんの甘さによって加減しましょう。あっさりと食べたいときは，バターを入れずに甘煮にしてもよいでしょう。

材料（1人分）

- にんじん……………………………………30g
- バター…………………………… 3g（小さじ1弱）
- 砂糖……………………………… 2g（小さじ2/3）
- さやいんげん………………………………15g
- ホールコーン(缶)……………………………20g

作り方

1. にんじんのグラッセを作る。にんじんは1cm厚さの輪切りにし，鍋に入れ，かぶるくらいの水を加えて中火にかけ，軟らかくなるまでゆでる。ゆで汁を少量残して捨て，バターと砂糖を加えて弱火で煮汁がなくなるまで煮る。
2. さやいんげんは沸騰した湯にひとつまみの塩（分量外）を入れた鍋でゆでる。ゆで上がったらザルに上げ，ヘタを取り，半分に斜め切りにする。コーンはザルに上げ，水気を切る。
3. 主菜とともに盛り付ける。

さつまいもとりんごの重ね煮

副菜 | E 116kcal | P 0.5g | 塩 0.1g | K 264mg | リ 31mg

りんごの酸味とシナモンがアクセントです。シナモンはお好みで加減して下さい。献立の組み合わせによってはバターを加えてもおいしいです。砂糖をはちみつに代えてもよいでしょう。さつまいもやりんごの甘さに合わせて適宜調整しましょう。

材料（1人分）

- さつまいも…………………………………60g
- りんご………………………………………30g
- 砂糖……………………………… 6g（大さじ2/3）
- シナモンパウダー…………………………少々

作り方

1. さつまいもは皮付きのまま0.5cm厚さに切り，水にさらす。りんごは皮と芯を除いていちょう切りにする。
2. 鍋にさつまいもを入れ，かぶるくらいの水を加えて蓋をし，中火にかける。煮立ったらりんごと砂糖を加え，軟らかくなるまで煮る。仕上がり間際にシナモンをふり，軽く混ぜる。

昼・夕食メニュー

昼・夕食メニュー

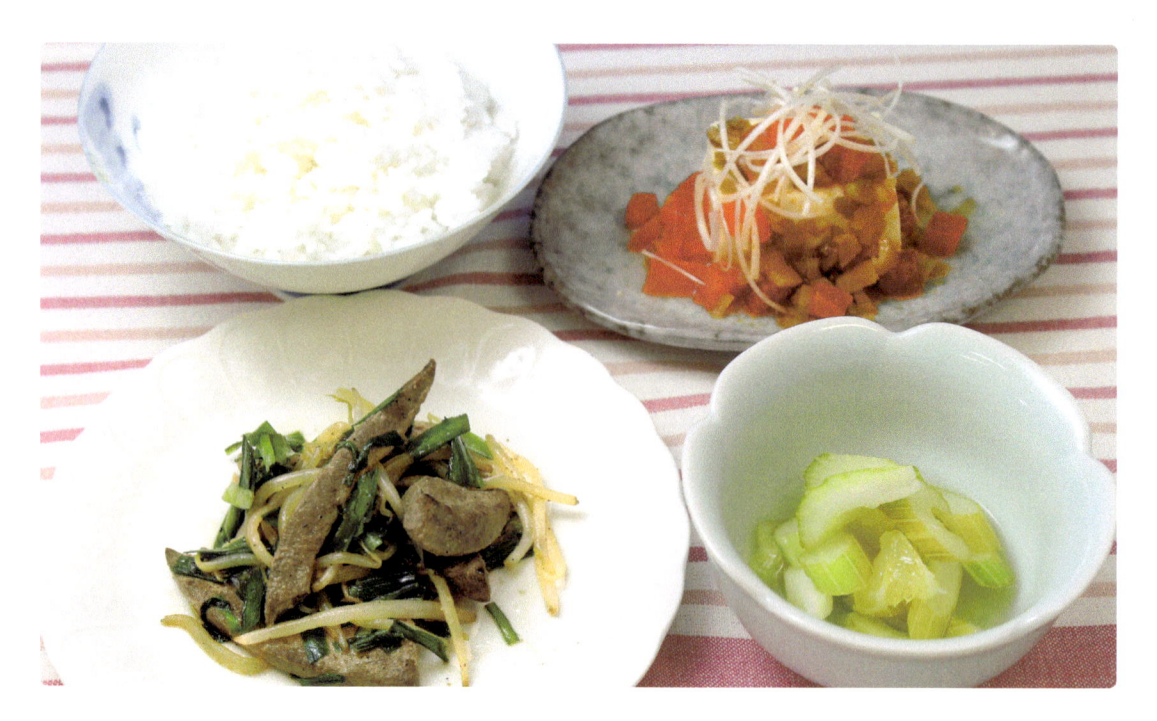

中華風冷奴
副菜　E 61kcal　P 4.6g　塩 1.1g　K 226mg　リ 66mg

ザーサイはそのまま使い，豆腐にしょうゆをかけずにザーサイの塩味とラー油の辛味でいただきます。時間が経つと豆腐から水が出てくるので，水を捨ててから召し上がって下さい。

材料（1人分）
- 絹ごし豆腐……………………………80g
- トマト……………………………………20g
- ザーサイ…………………………………8g
- ねぎ………………………………………5g
- ラー油……………………1g（小さじ1/4）

作り方
1. トマトは0.5cmの角切りにし，ザーサイは粗みじん切りにする。ねぎは白髪ねぎにする。
2. 小ボウルにザーサイとトマト，ラー油を入れて和え，器に入れた絹ごし豆腐の上にかける。白髪ねぎをのせる。

セロリのレモン漬け
副菜　E 22kcal　P 0.2g　塩 0.3g　K 146mg　リ 14mg

レモン汁の代わりに酢を使っても。作り置きをして時間が経ったほうがおいしいです。セロリの他には大根，きゅうり，にんじん，カリフラワーなどが合います。水気をよく拭き取ってから漬け込みましょう。

材料（1人分）
- セロリ……………………………………30g
- レモン……………………………………10g
- レモン汁………………………10g（大さじ2/3）
- 砂糖………………………………3g（小さじ1）
- 塩……0.3g（ひとつまみ）　・こしょう……少々

作り方
1. セロリはすじを取り，斜め切りにする。レモンはいちょう切りにする。
2. 小ボウルにレモン汁，砂糖，塩，こしょうを入れてよく混ぜ，①を加え，混ぜる。冷蔵庫に5時間以上置く。

レバにら炒め

主菜

E 178kcal　P 11.4g　塩 0.8g　K 315mg　リ 224mg

鉄の多い豚レバーを使ったスタミナメニューです。黒こしょうでスパイシーにするのがポイントです。もやしを炒める際に水が出やすいので，手早く炒めましょう。エネルギーを増やしたい場合は，豚レバーに片栗粉をまぶし，揚げてもよいでしょう。

材料 (1人分)

- 豚レバー ……………………………… 60g
- もやし ………………………………… 30g
- にら …………………………………… 20g
- しょうが ……………………………… 3g
- 油 ……………………… 8g（大さじ2/3）
- 酒 …………………… 10g（大さじ2/3）
- だし割りしょうゆ* ……… 5g（小さじ1弱）
- 砂糖 …………………… 3g（小さじ1）
- 顆粒中華だしの素 ……… 1g（小さじ1/2弱）
- 黒こしょう …………………………… 少々

作り方

1. 豚レバーは流水にさらして血抜きをし，薄切りにする。もやしは根を取り，にらは2cmの長さに切る。しょうがはせん切りにする。合わせ調味料を作る。小ボウルに酒，だし割りしょうゆ，砂糖，顆粒中華だしの素を入れ，混ぜ合わせる。
2. フライパンに油をひき，中火にかけてしょうがを入れて炒める。香りが出てきたら豚レバーを入れて両面を焼き，一度取り出す。
3. 続けてもやしとにらを入れて炒め，野菜に火が通ったら②を戻し入れ，ざっと炒めたら，合わせ調味料を加えて手早く混ぜる。仕上げに黒こしょうをふり，味をととのえる。

野菜の働き (12)

●セロリ　── セロリは茎よりも葉の部分に栄養が多い？ ──

セロリは紀元前から薬やにおい消しなどに使用されてきましたが，特有の香りと歯触りがあり，様々な料理に使われ親しまれている野菜のひとつです。

カルシウムの他，カロテン，ビタミンC，ミネラル類，食物繊維などが含まれていますが，実は，それらは茎よりも葉のほうに多く含まれています。葉も捨てずに食べたいものですね。セロリの独特の香りは，アピインという成分で精神を安定させる鎮静作用があるといわれています。また，キャベツに含まれる，ビタミンU（別名キャベジン）も含まれているため，胃の粘膜を健康に保つ作用も期待されます。

セロリは，初夏から秋までがおいしく，茎は肉厚で丸みがある形をしたもの，色が薄いものは軟らかです。葉の緑が鮮やかでみずみずしいものが新鮮です。茎が緑のものは丸みがあるものより硬めで香りが強いので，料理に合わせて選ぶのもよいでしょう。葉は軟らかいものを選ぶとサラダにも使えますし，天ぷらや，ごまやじゃこを混ぜて佃煮にしてもおいしくいただけます。セロリは切り方によって食感が変わり，繊維を断ち切るように輪切りにするとシャキシャキ感が楽しめます。セロリの匂いが苦手な方は，牛乳を加えたスープがお勧めです。ただ，100g当たりカリウム410mgと多いので，カリウム摂取を注意されている患者さんは，担当栄養士や主治医の先生とご相談の上，召し上がって下さい。

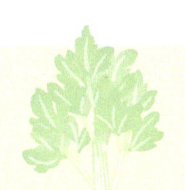

治療用特殊食品の利用法

　厳しいたんぱく質制限を継続可能にするためには，治療用特殊食品の利用が欠かせません。ここでは，でんぷん製品を主食に取り入れる際のポイントや，本書収載のレシピ中で使用している治療用特殊食品（低たんぱく食品）を紹介します。低たんぱくの主食で1日の指示エネルギー量の半分以上を摂取すると，無理なくエネルギーを確保できます。ご自分の指示エネルギーに合わせて調整しましょう。

でんぷん米を炊飯器で炊く

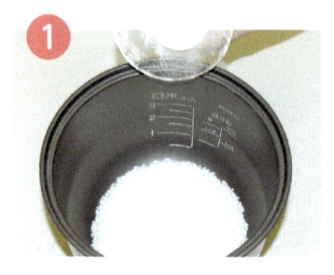

1 でんぷん米100gともち粉10gを炊飯器の内釜に計り入れ，なじむようにスプーンや箸でよくかき混ぜます。

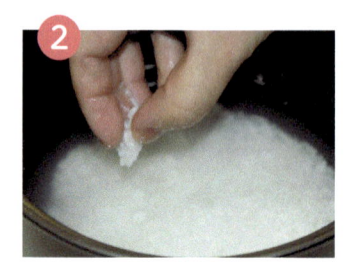

2 水200mLを入れ，吸水して固まったでんぷん米を一粒一粒手でもみほぐし，10分以上吸水させます。スイッチを入れる前にもう一度でんぷん米をほぐすようによくかき混ぜます。

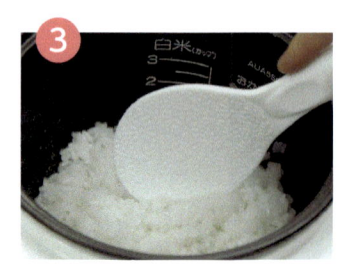

3 スイッチが切れたらすぐに一粒一粒をほぐすように十分混ぜます。その後，保温にして5～10分蒸らし，もう一度よくほぐします。

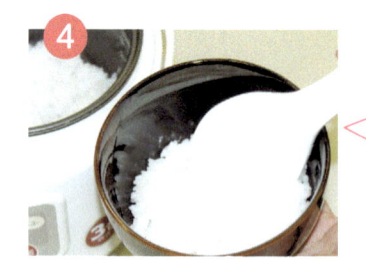

4 炊き上がったでんぷんご飯は茶碗に一度に盛り付けるよりも，炊飯ジャーで保温し，3～4回に分けて盛り付けたほうが最後までポロポロにならずにおいしく食べられます。

> 保温中，でんぷんご飯が硬くポロポロになった場合，湯を適宜加え，炊飯スイッチを入れて2度炊きすると，また炊き立てを味わえます。

ポイント

- 水加減や吸水時間，もち粉の量などはお好みで調整して下さい。
- 米100gに対してもち粉を20g入れると，時間が経ってもポロポロになりにくいため，この割合で炊いてお弁当に持って行く方もいらっしゃいます。
- 一度にまとめて炊くよりも，毎回炊き立てを食べるのが一番おいしい方法です。
- 1合炊きで保温機能付きの炊飯器を使うと便利です（インターネットでも手軽に購入できます）。

でんぷん米を電子レンジで炊く

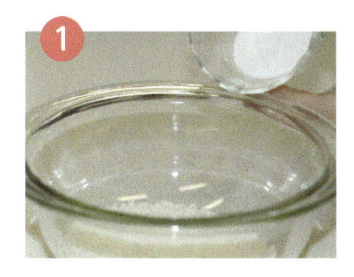

1 大きめの耐熱容器や電子レンジ対応の土鍋（丼でも可）にでんぷん米100g，水140～200mLを入れ，吸水して固まったでんぷん米を一粒一粒手でもみほぐし，1時間～一晩浸します。

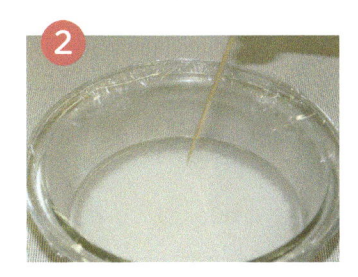

2 浸水後のでんぷん米にもち粉10gを加え，よく混ぜてからラップをふんわりとかけ，竹串などで数か所穴をあけます。

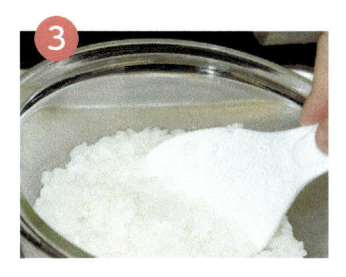

3 電子レンジにかけ（600Wで3～5分），ほぐすように混ぜ，再度電子レンジに入れて1～2分加熱し，軽くほぐします。

ポイント

- 硬めが好きな方は水を少なめにし，水に浸ける時間を短くするとよいでしょう。
- 食べる直前に電子レンジにかけ，でき立てを食べるのが一番おいしい方法です。
- 炊飯器で炊いたご飯よりも熱くなるので，舌がやけどしないよう気を付けましょう。
- でんぷん米にお好みの具と調味料を混ぜ合わせてレンジにかけると，手軽に炊き込みご飯ができます。
- チャーハンにする場合は電子レンジにかけた後，ザルに上げて流水で洗い，よく水気を切ってからお好みの具と炒めます。

その他，でんぷん米をおいしく炊く便利な方法

【お湯炊き】

炊飯する際，水ではなく熱湯を使用すると浸水する手間がいらず，炊き上がりもベトつきません。30分浸けてから炊飯すると，よりふっくら仕上がります。

【保温炊き】

でんぷん米，もち粉，水を入れたらスイッチを入れ，保温の設定にしてそのまま3時間～一晩置きます。硬くなりにくいため，1日分（3食分）まとめて作ることもできます。炊き上がったご飯は粘りがないため，チャーハンにも合います。パラパラ感や粉っぽさが気になる場合，最後に炊飯スイッチを入れて仕上げると，もちもちとふっくらしたご飯になります。

【もち粉の代わりに「でんぷん餅」を使用する】

でんぷん米100gに対してでんぷんもちをお好みで1/4～1/2個，スイッチを入れる前にでんぷん米に加えて混ぜると，おこわのような粘りのあるご飯を味わえます。

加えるでんぷんもちはチーズおろしや大根おろし用おろし金ですりおろしたり，包丁で刻みます。すりおろし，刻みもちはまとめて作り，1回分ずつに小分けしてラップで包み，冷蔵または冷凍保存すると便利です。

フライパンで炒める

1. 丼にでんぷん米100g，水140〜200mLを入れ，吸水して固まったでんぷん米を一粒一粒手でもみほぐし，1時間〜一晩浸します。
2. 浸水後，でんぷん米にもち粉10gを加え，よく混ぜてからフライパンに入れ，中火で炒めます。
3. お好みの硬さ，粘りのあるご飯に仕上がるまで2〜3分炒めます。

ポイント
- サラダ油，ごま油，オリーブ油などを加えて炒めてもおいしいです。
- お好みの具と調味料を加えて炒めると，お手軽なチャーハンができます。

※チャーハンにする場合はもち粉を入れないほうがパラパラに仕上がります。

土鍋で炊く

1. でんぷん米100gともち粉10gを土鍋に入れ，なじむようによくかき混ぜます。
2. 水200mLを入れ，吸水して固まったでんぷん米を一粒一粒手でもみほぐし，1時間以上吸水させます。火にかける前に，固まったでんぷん米をほぐしながらよくかき混ぜます。
3. 土鍋に蓋をして強火にかけ，煮立ったら弱火にして約10分煮ます。時々蓋を取って水の量を確かめ，水がなくなったら火を止めて約5分蒸らします。

※冷やしたタオルの上に土鍋を置くと，ご飯が鍋の底にこびりつきません。
※お粥を作る場合は，でんぷん米60g，もち粉6g，水180mLとし，お好みの硬さになるまで煮ます。

でんぷんご飯を冷凍保存する

【 浸水後，冷凍する 】

1. でんぷん米をボウルに入れ，たっぷりの水に5時間〜1日浸けます。
2. 浸水後，ザルに上げ，流水でもみ洗いして水を切ります。
3. 1食分ずつ保存パックに分けて冷凍します。
4. 食べるときは自然解凍をしてから電子レンジで3分程度温めます。

※この方法はまとめて作ると便利です。チャーハンなど，炒める料理に向いています。
※冷凍した米でピラフやリゾット，温めたご飯でチャーハンを作ることもできます。

【 それぞれの方法でまとめて作ったものは冷凍保存する 】

1. でき上がったでんぷんご飯を計量し，1食分の重量を割り出し，均等に分け，ラップで包みます。薄く広げて冷凍すると，解凍しやすいです。
2. 食べるときは凍ったでんぷん米を常温で自然解凍してから，レンジで2〜3分温めます。

※凍ったままレンジにかけると硬くなりやすいです。

でんぷんパンミックスを使ってホームベーカリーでパンを焼くコツ

【 さらにおいしくするために 】

　オリーブ油の代わりにバターにしたり，りんご酢＋オリーブ油の代わりにマヨネーズにしたり，たんぱく質に余裕があれば，溶き卵を少量（10g）加えたり，水の一部を牛乳にする（牛乳30g＋水220g）と焼き色もつき，おいしくなります。

【 パンがうまく膨らまないまたは膨らみすぎの原因は？ 】

❶ イーストが酢に触れてしまった：　イーストは酢によって発酵力が低下するため，イーストと酢が直接触れないように表示どおりの順番で材料を入れます。

❷ 水温が高いもしくは低い：　イーストの働きやすい温度は35℃くらいです。こねている間に摩擦で温度が上がるので，夏場は冷水を，冬場は外気温が低く温度が上がらないので，ぬるま湯を使います。

❸ 焼き上がったら真ん中がへこんでいる，中に空洞がたくさんある：　発酵のしすぎが原因です。ホームベーカリーの通常コースでは発酵と焼成時間が長いので，この間にも発酵が進みやすくなります。早焼きコースで焼くことをお勧めします。

【 焼いたパンの保存と利用方法 】

　焼き上がったパンは冷めてから必ず総重量を計っておきましょう。こうすることで，パンを均等に切り分けることができなくても，1回に食べるパンの重量を計り，栄養量を計算できます。好みの厚さに切ったパンは，1枚ずつラップで包み，すぐに冷凍保存しておくと便利です。

　食べるときは，凍ったまま，もしくは自然解凍後，トースターで焼きます。また，食べる直前に電子レンジ600Wで30～50秒温めると，焼き立てのおいしさを味わえます。

※トースターで焼くとき，クッキングシートでパンをくるむと焦げにくくなります。

【 失敗作や硬いところ（耳の部分）を無駄にしないために 】

　でんぷんパンがうまく焼けなかったなど失敗してしまった場合や，端の硬い部分（パンの耳）はフレンチトーストにしたり，細かくしてパン粉やクルトンにしてスープやサラダに入れるとおいしく食べられます！

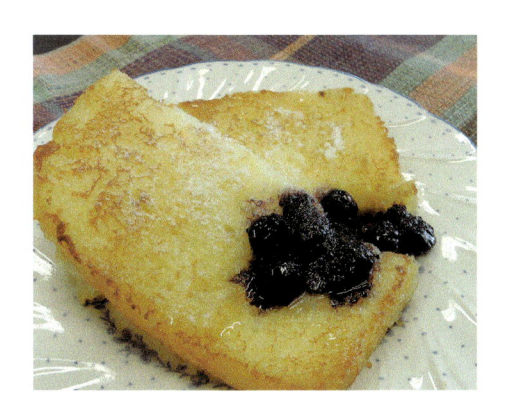

フレンチトースト（1人分）

【作り方】

❶ 深皿に生クリーム（20g），鶏卵（10g），水（10g），砂糖（5g）を入れてよく混ぜ合わせる。
❷ ①にでんぷんパン（50g）を浸し，すべて吸収させる。
❸ フライパンを中火にかけ，有塩バター（5g）を熱し，②を入れて両面を焼く。
❹ 皿に盛り付け，好みで蜂蜜やジャムを添える。

でんぷん麺をおいしく茹でるコツ

(アプロテンたんぱく調整スパゲティタイプ)

【作り方】
1. 鍋にたっぷりの湯（1L）を沸騰させ，麺を入れてすぐにくっつかないように箸で混ぜる。
2. 静かに沸騰している状態で10〜12分茹でる。ザルに上げ，余分なでんぷんを取るため，全体にお湯か水をかけて軽くほぐし，オリーブ油を少量麺にからめる。

ポイント
- スパゲティの茹で時間は目安です。でんぷんスパゲティはやや硬めに茹で上がることが多いので，茹でた後，麺に火を通さずに調理する場合は，茹で上がりを少し軟らかめにするとよいでしょう。

(でんぷんそば)

【鍋を使う場合：作り方】
1. 鍋にたっぷりのお湯を沸かし，麺を入れる。
2. 再び沸騰したら中火で4〜5分茹でる。
3. ザルに上げ，流水でよくもみ洗いする。

【電子レンジを使う場合：作り方】
1. 耐熱容器にたっぷりの熱湯を入れ，麺を浸して軽くほぐす。
2. 電子レンジ500Wで約4分加熱した後，そのまま1〜2分蒸らす。
3. ザルに上げ，流水でよくもみ洗いする。

ポイント
- そばはどちらの調理法でも茹で上がったら冷蔵庫に入れてしばらく置き，食べる直前に流水をかけてほぐします。2〜3食分のまとめ調理もできます。
- 冷麺で食べる場合は，流水で洗うことにより麺が締まるので，やや軟らかめに茹でるとよいでしょう。

細うどん，きしめん，生ラーメンの茹で方についても，取扱い企業のホームページに紹介されていますので，参考にしてみてください。

参考： (有)オトコーポレーション　　　　　　　https://oto-corp.com/
　　　キッセイ薬品工業(株)ヘルスケア事業部　https://kissei.co.jp/health/
　　　ヘルシーフード(株)　　　　　　　　　　https://www.healthy-food.co.jp/
　　　(株)ヘルシーネットワーク　　　　　　　https://www.healthynetwork.co.jp/

※パソコンをお持ちの方は，ぜひ定期的に治療用特殊食品取扱い企業のホームページをご覧下さい。全国の利用者からでんぷん製品をおいしく食べるさまざまなアイデアが寄せられ，紹介されています。また，全国各地で行われている低たんぱく食に関する勉強会，市民講座，調理教室など，最新の情報が発信されています。

治療用特殊食品について

治療用特殊食品は様々な企業から市販されています。ここでは本書のレシピ中でも使用している，主な治療用特殊食品（低たんぱく食品）を紹介します。

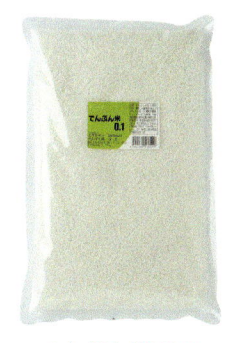

ゆめごはん1／25トレー
エネルギー 292kcal
たんぱく質 0.2g（1パック180g当たり）
キッセイ薬品工業（株）ヘルスケア事業部

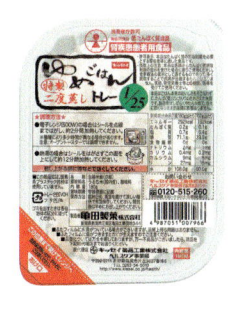

でんぷん米 0.1
エネルギー 360kcal
たんぱく質 0.1g（100g当たり）
（有）オトコーポレーション

真粒（まつぶ）米
エネルギー 362kcal
たんぱく質 0.2g（100g当たり）
木徳神糧（株）

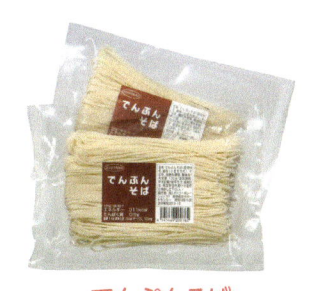

でんぷんそば
エネルギー 278kcal
たんぱく質 1.0g（100g当たり）
（有）オトコーポレーション
＊細うどん，きしめん，生ラーメン，ノンフライ麺もあります。

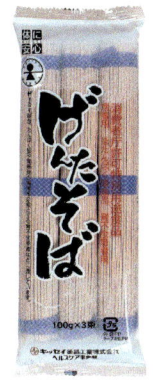

げんたそば
エネルギー 354kcal
たんぱく質 2.9g
（乾麺100g当たり）
キッセイ薬品工業（株）

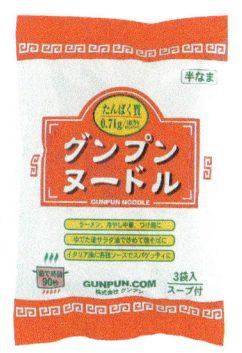

グンプンヌードル
エネルギー 323Kcal
たんぱく質 0.2g
（100g当たり）
（株）グンプン

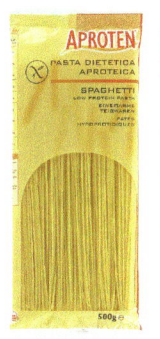

アプロテンたんぱく調整スパゲティタイプ
エネルギー 344kcal
たんぱく質 0.2～0.6g
（100g当たり）
ヘルシーフード（株）
＊マカロニタイプもあります。

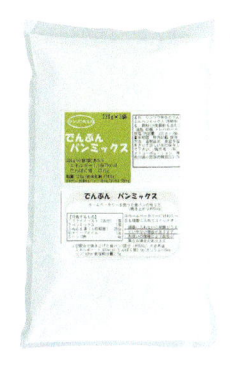

でんぷんパンミックス
エネルギー 1197 kcal
たんぱく質 0.6g
（1袋320g当たり）
（有）オトコーポレーション

＊他，「でんぷん薄力粉」「でんぷんお餅」（有）オトコーポレーション，「越後の食パン」（株）バイオテックジャパンをレシピ中で使用しています。

患者さんから教わった でんぷん米をおいしく食べるコツ

Q1 利用しているでんぷん米は？

「ジンゾウ先生のでんぷん米0.1」は，100g中たんぱく質が0.1gと最少で，76％の方が利用し，食べやすいと好評です。

Q2 1回の炊飯量は？

67％の方が1食分ずつ作っています。まとめて作る時も1食分ずつ冷凍保存します。

Q3 炊飯方法は？

炊飯器72％，電子レンジ・土鍋 各24％，フライパンで炒める20％など。多くの患者さんは「炊飯器が一番おいしい」と言います。電子レンジは5分程度ででき上がるので便利です。(p137参照)

Q4 炊飯器は何合炊き？

3合炊き42％，5合炊き33％，1合炊き25％。食事時間に合わせていつでも炊飯できるよう，多くの方は専用の炊飯器を用意しています。

Q5 炊飯器のコースは？

標準炊き56％，早炊き44％。両コースを試し，比較するとよいでしょう。

Q6 水量は？

多くはでんぷん米に対して1.8～2倍です。最初は2倍で試し，微調整しながら好みの水加減を見つけましょう。

＊硬めがよい方，チャーハンにする場合1.7倍以下，軟らかめがよい方2.5倍以上。

Q7 浸水時間は？

1時間以下42％，2時間以上58％（一晩以上16％）。長時間のほうがふっくらと軟らかく炊き上がり，おいしいです。一方硬めがよい方，チャーハンにする場合は短時間にします。

＊浸水なしでも，でんぷん米にもち粉を入れてスプーンでよく混ぜた後2倍の水を入れ，一粒一粒よくほぐしてスイッチを入れるとふっくら炊けます。

Q8 でんぷん米を炊飯する時に加えるのは？

初めての方はプリプリした食感やにおいが気になりやすいです。82％の方が粘りを加えるもち粉を入れています。トレハロースやでんぷんもちを加えてもおいしいです。においを消すために加えるものはオリーブ油，ごま油，MCT，酒，みりん，酢，昆布，しょうがなどがお勧めです。

＊プリプリ感を消すには，さいの目に切ったじゃがいも，さつまいも，里いもなどを硬めに茹で，混ぜご飯にします。

【おいしく食べられない方へのアドバイス】

- 好みに合う・おいしく食べられるまで，何度でも取り組む。
- いろいろなでんぷん米を試す。
- 種々の調理法・味付けを試す。(p136参照)
    ＊初めは酢飯，チャーハン，炊き込み，混ぜご飯，カレーライス，丼物，雑炊など，味をつけると食べやすいです。
- 無理せず食べられる量から慣らす。
- 炊飯に失敗してしまったら，無理して食べない。
    ＊ご飯が硬くなってしまったら，ザルに上げて流水で洗い，ぬめりをとってからチャーハンや雑炊に。
- 「毎日絶対」と無理せず，ダメなら少し離れる。でもあきらめず，やる気が出たら試し，自分に合った食べ方を見つける。

低たんぱく食 一日献立例と栄養価表

本書のレシピをもとにした，献立の組み立て方の一例を紹介します。

掲載ページ	料理・食品名	エネルギー(kcal)	たんぱく質(g)	食塩(g)	カリウム(mg)	リン(mg)	動物性たんぱく質(g)	動たん比(%)
朝食 P26〜27	雑炊	329	2.5	1.3	215	78	1.7	
	ひじき煮	65	0.7	0.6	293	22	0.0	
	柿	19	0.1	0.0	51	4	0.0	
小計		413	3.3	1.9	559	104	1.7	51.5
昼食 P46〜47	でんぷん米+もち粉	398	0.1	0.0	7	17	0.0	
	チキンカレー	203	6.4	0.6	393	103	5.1	
	水菜のサラダ	37	0.7	0.5	194	24	0.0	
	麦茶	2	0.0	0.0	9	2	0.0	
小計		640	7.2	1.1	603	146	5.1	70.8
夕食 P66〜67	でんぷん米+もち粉	398	0.1	0.0	7	17	0.0	
	ぶりの照り焼き	181	11.4	0.4	237	82	11.2	
	白菜の甘酢漬け	59	0.4	0.3	138	19	0.0	
	大根とふきの煮物	21	0.4	0.8	203	19	0.0	
小計		659	12.3	1.5	585	137	11.2	91.1
合計		1,712	22.8	4.5	1,747	387	18.0	78.9
朝食 P28〜29	トースト(ジャム，バター)	325	0.3	0.5	26	31	0.0	
	ボイルソーセージ	69	2.3	0.5	60	47	2.1	
	マカロニサラダ	129	0.3	0.1	35	11	0.1	
	紅茶+粉飴	81	0.2	0.0	12	3	0.0	
小計		604	3.1	1.1	133	92	2.2	71.0
昼食 P48〜49	でんぷん米+もち粉	398	0.1	0.0	7	17	0.0	
	筑前煮	138	6.2	0.5	341	94	5.1	
	山いもとオクラの梅和え	29	1.1	0.3	179	21	0.0	
	パインアップル	32	0.2	0.0	90	5	0.0	
小計		597	7.6	0.8	617	137	5.1	67.1
夕食 P68〜69	でんぷん米+もち粉	398	0.1	0.0	7	17	0.0	
	サンラータン	54	1.5	1.4	261	41	0.0	
	えびのチリソース炒め	187	6.5	0.6	207	100	6.1	
	小松菜と油揚げの煮浸し	45	1.7	0.1	166	34	0.0	
小計		684	9.8	2.1	641	192	6.1	62.2
合計		1,885	20.5	4.0	1,391	421	13.4	65.4
朝食 P30〜31	じゃこトースト	343	2.4	1.0	39	80	2.1	
	ホットサラダ	90	1.0	0.3	258	38	0.0	
	キウイフルーツ	31	0.5	0.0	180	18	0.0	
	紅茶	2	0.2	0.0	12	3	0.0	
小計		466	4.1	1.3	489	139	2.1	51.2
昼食 P50〜51	温とろろそば	342	3.8	2.3	214	91	1.1	
	野菜のかき揚げ	317	1.8	0.7	165	56	1.2	
小計		659	5.6	3.0	379	147	2.3	41.1
夕食 P70〜71	でんぷん米+もち粉	398	0.1	0.0	7	17	0.0	
	肉じゃが	217	4.8	0.5	414	86	3.5	
	茶碗蒸し	44	3.1	0.8	125	62	2.8	
	白菜のからし和え	17	0.6	0.3	181	29	0.0	
小計		676	8.6	1.6	727	194	6.3	73.3
合計		1,801	18.3	5.9	1,595	480	10.7	58.5

掲載ページ	料理・食品名	エネルギー(kcal)	たんぱく質(g)	食塩(g)	カリウム(mg)	リン(mg)	動物性たんぱく質(g)	動たん比(%)
朝食 P38〜39	でんぷん米+もち粉	398	0.1	0.0	7	17	0.0	
	なすとみょうがのみそ汁	15	0.8	0.7	132	26	0.0	
	焼き魚	44	5.9	0.2	179	79	5.7	
	いんげんのごま和え	49	1.8	0.2	155	51	0.0	
	焼きのり	4	0.5	0.0	36	11	0.0	
	小計	510	9.1	1.1	509	184	5.7	62.6
昼食 P52〜53	サンドイッチ	414	2.2	1.2	92	38	1.5	
	ミネストローネ	99	0.9	0.8	238	33	0.0	
	みかん	49	0.4	0.0	150	15	0.0	
	小計	562	3.5	2.0	480	86	1.5	42.9
夕食 P72〜73	でんぷん米+もち粉	398	0.1	0.0	7	17	0.0	
	野菜たっぷり餃子	228	6.9	0.3	228	68	3.2	
	ナムル	48	1.1	0.2	253	29	0.0	
	減塩のり佃煮	10	0.2	0.3	16	5	0.0	
	小計	684	8.3	0.8	504	119	3.2	38.6
	合計	1,756	20.9	3.9	1,493	389	10.4	49.8
朝食 P42〜43	卵かけご飯	440	3.1	0.5	45	64	2.8	
	切干し大根煮	65	1.1	0.4	445	39	0.0	
	たたききゅうり	30	0.5	0.2	101	19	0.0	
	焼きのり	4	0.5	0.0	36	11	0.0	
	小計	539	5.2	1.1	627	133	2.8	53.8
昼食 P54〜55	カレーピラフ	501	5.0	1.1	173	66	4.3	
	にんじんサラダ	97	0.3	0.5	129	12	0.0	
	ぶどう	41	0.2	0.0	132	14	0.0	
	小計	639	5.5	1.6	434	92	4.3	78.2
夕食 P74〜75	でんぷん米+もち粉	398	0.1	0.0	7	17	0.0	
	じゃがいものみそ汁	32	1.1	0.7	220	36	0.0	
	カキフライ	220	3.2	1.3	146	66	2.9	
	付け合わせ	15	0.5	0.0	115	15	0.0	
	チンゲンサイのごましょうが和え	12	0.6	0.1	115	18	0.0	
	小計	677	5.5	2.1	603	152	2.9	52.7
	合計	1,855	16.2	4.8	1,664	377	10.0	61.7
朝食 P36〜37	でんぷん米+もち粉	398	0.1	0.0	7	17	0.0	
	玉ねぎとわかめのみそ汁	23	1.0	1.0	126	32	0.0	
	納豆	56	3.8	0.1	186	53	0.0	
	野菜のオイスターソース炒め	62	1.4	0.9	172	37	0.0	
	つぼ漬け	1	0.1	0.2	30	9	0.0	
	小計	540	6.4	2.2	521	148	0.0	0.0
昼食 P56〜57	冷やし中華	391	3.8	1.1	162	91	2.7	
	さつまいもの甘辛炒め	142	0.7	0.2	197	30	0.0	
	すいか	41	0.3	0.0	120	8	0.0	
	小計	574	4.8	1.3	479	129	2.7	56.3
夕食 P76〜77	ほたて貝柱ご飯	414	3.5	0.5	227	87	2.8	
	アスパラガスの肉巻き	178	4.6	0.6	256	71	3.5	
	酢の物	22	0.4	0.3	110	17	0.0	
	小計	614	8.5	1.4	593	175	6.3	74.1
	合計	1,728	19.7	4.9	1,593	452	9.0	45.7
朝食 P32〜33	でんぷん米+もち粉	398	0.1	0.0	7	17	0.0	
	炒り豆腐	88	3.4	0.5	225	64	0.0	
	白菜のなめたけ和え	21	0.9	0.6	224	49	0.0	
	焼きのり	4	0.5	0.0	36	11	0.0	
		511	4.9	1.1	492	141	0.0	0.0
昼食 P58〜59	冷やしタンタンきしめん	412	4.9	1.6	215	75	3.2	
	きんぴら大根	40	0.3	0.2	161	17	0.0	
	ぶどうジュース　70%果汁入り	104	0.4	0.0	34	10	0.0	
	小計	556	5.6	1.8	410	102	3.2	57.1
夕食 P78〜79	天丼	664	4.5	0.7	213	98	3.6	
	はるさめの酢じょうゆ和え	65	1.4	0.4	51	17	1.2	
	麦茶	1	0.0	0.0	7	1	0.0	
	小計	730	5.9	1.1	271	116	4.8	81.4
	合計	1,797	16.4	4.0	1,173	359	8.0	48.8

掲載ページ	料理・食品名	エネルギー(kcal)	たんぱく質(g)	食塩(g)	カリウム(mg)	リン(mg)	動物性たんぱく質(g)	動たん比(%)
朝食 P40〜41	シナモントースト	345	0.3	0.6	20	30	0.0	
	ツナのディップサラダ	160	4.8	0.5	234	70	4.4	
	紅茶+粉飴	81	0.2	0.0	12	3	0.0	
小計		586	5.3	1.1	266	103	4.4	83.0
昼食 P60〜61	お好み焼き	577	5.0	1.4	391	110	3.2	
	オレンジ	21	0.4	0.0	70	12	0.0	
	麦茶	2	0.0	0.0	9	2	0.0	
小計		600	5.4	1.4	470	124	3.2	59.3
夕食 P80〜81	でんぷん米+もち粉	398	0.1	0.0	7	17	0.0	
	すき焼き	254	7.2	0.9	420	118	3.5	
	和風ピクルス	42	0.7	0.3	187	28	0.0	
小計		694	8.0	1.2	614	163	3.5	43.8
合計		1,880	18.7	3.7	1,350	390	11.1	59.4
朝食 P34〜35	トースト(ジャム,バター)	325	0.3	0.5	26	31	0.0	
	キャンディチーズ	31	2.2	0.3	6	73	2.2	
	エリンギとアスパラガスのソテー	52	0.9	0.1	157	39	0.0	
	コーヒー	40	0.4	0.0	6	73	0.2	
小計		448	3.8	0.9	195	216	2.4	63.2
昼食 P62〜63	でんぷん米+もち粉	398	0.1	0.0	7	17	0.0	
	はるさめのピリ辛炒め	221	4.5	0.5	209	59	3.5	
	じゃがいもの真砂和え	75	1.9	0.3	261	49	1.2	
	ウーロン茶	0	0.0	0.0	20	2	0.0	
小計		694	6.5	0.8	497	127	4.7	72.3
夕食 P82〜83	でんぷん米+もち粉	398	0.1	0.0	7	17	0.0	
	煮魚	171	11.2	0.8	246	143	10.7	
	蒸しなす	33	0.9	0.7	151	25	0.0	
	切り昆布と根菜の煮物	64	0.7	0.8	549	40	0.0	
	みかん	49	0.4	0.0	150	15	0.0	
小計		715	13.3	2.3	1,103	240	10.7	80.5
合計		1,857	23.6	4.0	1,795	583	17.8	75.4
朝食 P44〜45	トースト(ジャム,バター)	325	0.3	0.5	26	31	0.0	
	ジャーマンポテト	82	1.6	0.1	313	50	0.6	
	キウイフルーツ	31	0.5	0.0	180	18	0.0	
	紅茶+粉飴	81	0.2	0.0	12	3	0.0	
小計		519	2.6	0.6	531	102	0.6	23.1
昼食 P64〜65	ナポリタン	546	2.1	1.5	172	61	1.1	
	コールスローサラダ	71	0.7	0.2	121	19	0.1	
小計		617	2.8	1.7	293	80	1.2	42.9
夕食 P84〜85	でんぷん米+もち粉	398	0.1	0.0	7	17	0.0	
	けんちん汁	42	2.0	0.9	302	50	0.0	
	刺身	55	8.6	0.4	231	135	8.4	
	揚げなすのおろし和え	94	0.7	0.2	218	27	0.0	
	白菜漬け	3	0.2	0.4	48	8	0.0	
小計		592	11.6	1.9	806	237	8.4	72.4
合計		1,728	17.0	4.2	1,630	419	10.2	60.0

※献立例は1日のたんぱく質が合計30g以下になっています。1日のたんぱく質指示量が30g以上の方は，指示量に合わせて，肉，魚，卵，乳製品など，動物性食品を中心に適宜増やしましょう。とかく制限が多い食生活の中で，増やせる楽しみも味わっていただければと思います。

昼・夕食メニュー 栄養価表

昼食，夕食，どちらにでも差し替えができ，応用がききます！

掲載ページ	料理・食品名	エネルギー(kcal)	たんぱく質(g)	食塩(g)	カリウム(mg)	リン(mg)	動物性たんぱく質(g)	動たん比(%)
P86～87	レタスチャーハン	478	5.6	1.8	139	85	4.8	
	サイコロサラダ	84	0.6	0.6	194	25	0.1	
	りんごジュース 30%果汁入り	55	0.0	0.0	29	4	0.0	
	合計	617	6.2	2.4	362	114	4.9	79.0
P88～89	でんぷん米+もち粉	398	0.1	0.0	7	17	0.0	
	カレーコロッケ	320	6.9	0.7	480	97	5.2	
	付け合わせ	10	0.3	0.0	103	13	0.0	
	スープ煮	40	0.6	0.9	161	21	0.0	
	合計	768	7.9	1.6	751	148	5.2	65.8
P90～91	でんぷん米+もち粉	398	0.1	0.0	7	17	0.0	
	なすとピーマンのみそ炒め	202	7.8	1.0	325	85	6.4	
	紅白なます	31	0.3	0.3	166	13	0.0	
	ウーロン茶	0	0.0	0.0	20	2	0.0	
	合計	631	8.2	1.3	518	117	6.4	78.0
P92～93	でんぷん米+もち粉	398	0.1	0.0	7	17	0.0	
	春巻	309	5.4	0.8	273	74	4.4	
	かぼちゃ甘煮	61	0.9	0.1	332	38	0.0	
	しらたきといんげんのさんしょう煮	42	0.6	0.3	58	15	0.0	
	合計	810	7.0	1.2	670	144	4.4	62.9
P94～95	トースト	265	0.3	0.4	18	29	0.0	
	オープンオムレツ	172	6.6	0.6	241	119	5.8	
	シーザーサラダ	115	1.9	0.3	192	49	1.4	
	紅茶	2	0.2	0.0	12	3	0.0	
	合計	554	9.0	1.3	463	200	7.2	80.0
P96～97	でんぷん米+もち粉	398	0.1	0.0	7	17	0.0	
	白菜と豚肉の重ね蒸し	210	7.3	0.6	382	107	6.4	
	野菜焼き浸し	32	1.0	0.4	232	37	0.0	
	キャベツの梅おかか和え	12	0.7	0.2	94	16	0.0	
	合計	652	9.1	1.2	715	177	6.4	70.3
P98～99	焼きそば	541	6.7	1.4	285	105	5.9	
	りんご	28	0.1	0.0	60	6	0.0	
	ドリンクビネガー	84	0.1	0.0	0	0	0.0	
	合計	653	6.9	1.4	345	111	5.9	85.5
P100～101	ツナときのこの和風パスタ	509	4.3	1.5	232	97	3.0	
	かぼちゃチーズ焼き	59	1.7	0.2	184	43	1.2	
	合計	568	6.0	1.7	416	140	4.2	70.0
P102～103	トースト	265	0.3	0.4	18	29	0.0	
	クラムチャウダー	245	8.2	0.9	185	169	7.6	
	トマトサラダ	74	0.5	0.2	150	23	0.0	
	合計	584	9.0	1.5	353	221	7.6	84.4
P104～105	でんぷん米+もち粉	398	0.1	0.0	7	17	0.0	
	ねぎとなめこのみそ汁	20	0.9	0.7	130	29	0.0	
	ぎんだらのみぞれ煮	140	6.5	0.5	332	106	6.1	
	三色野菜のごま酢和え	32	0.8	0.3	93	23	0.0	
	合計	590	8.3	1.5	562	175	6.1	73.5
P106～107	ちらし寿司	503	7.1	1.5	293	139	5.4	
	すまし汁	7	0.4	0.5	128	24	0.0	
	オレンジ	21	0.4	0.0	70	12	0.0	
	合計	531	7.9	2	491	175	5.4	68.4
P108～109	でんぷん米+もち粉	398	0.1	0.0	7	17	0.0	
	天ぷら	281	7.6	0.6	314	108	7.0	
	雷こんにゃく	60	0.3	0.3	21	5	0.0	
	浅漬け	5	0.3	0.3	71	12	0.0	
	合計	744	8.3	1.2	413	142	7.0	84.3
P110～111	でんぷん米+もち粉	398	0.1	0.0	7	17	0.0	
	麻婆豆腐	237	11.9	2.4	385	150	4.8	
	ピーマンのじゃこ炒め	43	2.0	0.4	134	56	1.7	
	バナナ	37	0.3	0.0	144	11	0.0	
	合計	715	14.3	2.8	670	234	6.5	45.5

掲載ページ	料理・食品名	エネルギー(kcal)	たんぱく質(g)	食塩(g)	カリウム(mg)	リン(mg)	動物性たんぱく質(g)	動たん比(%)
P112〜113	でんぷん米+もち粉	398	0.1	0.0	7	17	0.0	
	親子煮	152	11.6	1.2	290	166	10.8	
	塩もみ	13	0.5	0.6	133	18	0.0	
	合計	563	12.2	1.8	430	201	10.8	88.5
P114〜115	でんぷん米+もち粉	398	0.1	0.0	7	17	0.0	
	しょうが焼き	228	11.0	0.5	347	133	10.3	
	冬瓜のくず煮	28	0.5	0.7	235	29	0.0	
	ウーロン茶	0	0.0	0.0	20	2	0.0	
	合計	654	11.6	1.2	609	181	10.3	88.8
P116〜117	でんぷん米+もち粉	398	0.1	0.0	7	17	0.0	
	大根とにんじんのみそ汁	17	0.8	0.7	150	25	0.0	
	唐揚げ	152	11.1	0.3	184	106	10.9	
	ポテトフライ	34	0.5	0.2	142	16	0.0	
	かぶのゆかり和え	14	0.6	0.5	161	17	0.0	
	合計	615	13.1	1.7	644	181	10.9	83.2
P118〜119	でんぷん米+もち粉	398	0.1	0.0	7	17	0.0	
	ホイル包み焼き	156	12.5	0.7	394	149	11.9	
	カレーマヨネーズサラダ	82	1.1	0.2	204	37	0.1	
	減塩梅びしお	6	0.1	0.4	10	2	0.0	
	合計	642	13.8	1.3	615	205	12	87.0
P120〜121	でんぷん米+もち粉	398	0.1	0.0	7	17	0.0	
	あじ南蛮漬け	165	9.7	0.5	283	363	9.1	
	含め煮	36	0.8	0.6	297	37	0.0	
	塩昆布和え	15	0.9	0.5	154	20	0.0	
	合計	614	11.5	1.6	741	437	9.1	79.1
P122〜123	でんぷん米+もち粉	398	0.1	0.0	7	17	0.0	
	鍋物	149	10.5	1.3	676	205	6.5	
	ほうれん草ののり和え	19	1.4	0.2	405	44	0.0	
	合計	566	12.0	1.5	1,088	266	6.5	54.2
P124〜125	でんぷん米+もち粉	398	0.1	0.0	7	17	0.0	
	かつおのたたき	70	9.4	0.6	382	151	8.2	
	里いものみそ煮	83	2.0	1.0	711	77	0.0	
	パインアップル	22	0.2	0.0	60	4	0.0	
	合計	573	11.7	1.6	1,160	249	8.2	70.1
P126〜127	でんぷん米+もち粉	398	0.1	0.0	7	17	0.0	
	さけの甘酢炒め	208	10.3	0.9	441	153	9.5	
	なめこおろし	12	0.4	0.2	153	15	0.0	
	りんご	27	0.1	0.0	60	6	0.0	
	合計	645	10.9	1.1	661	191	9.5	87.2
P128〜129	でんぷん米+もち粉	398	0.1	0.0	7	17	0.0	
	豆腐とにらのスープ	15	0.9	1.0	99	18	0.0	
	チンジャオロース	297	12.5	1.0	326	138	11.3	
	チョレギサラダ	31	0.5	0.2	135	19	0.0	
	合計	741	14	2.2	567	192	11.3	80.7
P130〜131	うな丼	607	16.6	1.5	225	233	16.1	
	わけぎとわかめの酢みそ和え	48	1.6	1.2	170	31	0.0	
	すいか	29	0.2	0.0	84	6	0.0	
	合計	684	18.4	2.7	479	270	16.1	87.5
P132〜133	でんぷん米+もち粉	398	0.1	0.0	7	17	0.0	
	魚のムニエル	187	12.2	1.1	354	210	12.2	
	付け合わせ	57	0.8	0.2	147	22	0.0	
	さつまいもとりんごの重ね煮	116	0.5	0.1	264	31	0.0	
	麦茶	2	0.0	0.0	9	2	0.0	
	合計	760	13.6	1.4	781	282	12.2	89.7
P134〜135	でんぷん米+もち粉	398	0.1	0.0	7	17	0.0	
	レバにら炒め	178	11.4	0.8	315	224	10.4	
	中華風冷奴	61	4.6	1.1	226	66	0.0	
	セロリのレモン漬け	22	0.2	0.3	146	14	0.0	
	合計	659	16.3	2.2	694	321	10.4	63.8

参考文献

参考資料

- 日本ベジタブル＆フルーツマイスター協会：おいしい野菜教室，枻出版，2008
- 出浦照國監修：食事管理のための日常食品成分表，医歯薬出版，2012
- 板木利隆監修：からだにおいしい野菜の便利帳，高橋書店，2012
- 新しい食生活を考える会編：新ビジュアル食品成分表増補版，大修館，2008
- カラダにいい食材図鑑，宝島社，2011
- 芦澤正和，内田正宏，小崎格監修：花図鑑 野菜＋果物，草土出版，2008
- 日本ベジタブル＆フルーツマイスター協会：ベジタブル＆フルーツマイスター養成講座テキスト，WACO，2009
- 日本ベジタブル＆フルーツマイスター協会：ジュニア・ベジタブル＆フルーツマイスター養成講座テキスト，WACO，2009
- 日本食品標準成分表，文部科学省　科学技術・学術審議会　資源調査分科会，2021

参考web site

- 厚生労働省　e-ヘルスネット：https://www.e-healthnet.mhlw.go.jp/
- 健康日本21推進全国連絡協議会：健康日本21：https://www.kenkounippon21.gr.jp/index.html
- 文部科学省：食品成分データベース：https://fooddb.mext.go.jp
- みんなの農業広場：https://www.jeinou.com/index.html
- JAオホーツク網走：https://ja-okhotskabashiri.or.jp/index.html
- JAきたみらい：https://www.jakitamirai.or.jp/
- JAグループ福岡：https://www.ja-gp-fukuoka.jp/index.html
- ネット農業愛知：https://www.pref.aichi.jp/nogyo-keiei/nogyo-aichi/index.html
- 食Do!：https://www.shoku-do.jp/index.html
- 野菜ナビ：https://www.yasainavi.com/
- 北海道野菜のネット通販サイト：https://hokkaido-yasai.jp/
- 各種製薬会社サイトおよびカタログなど

料理索引

あ

揚げなすのおろし和え　85
浅漬け　109
あじ南蛮漬け　121
アスパラガスの肉巻き　77
炒り豆腐　32
いんげんのごま和え　39
うな丼　130
えびのチリソース炒め　69
エリンギとアスパラガスのソテー　34
オープンオムレツ　94
お好み焼き　60
親子煮　112
温とろろそば　51

か

カキフライ　74
かつおのたたき　124
かぶのゆかり和え　117
かぼちゃ甘煮　93
かぼちゃチーズ焼き　100
雷こんにゃく　109
唐揚げ　116
カレーコロッケ　88
カレーピラフ　54
カレーマヨネーズサラダ　119
キャベツ梅おかか和え　97
切り昆布と根菜の煮物　83
切干し大根煮　42
ぎんだらのみぞれ煮　104
きんぴら大根　59
クラムチャウダー　103
けんちん汁　84
紅白なます　91
コールスローサラダ　65
小松菜と油揚げの煮浸し　69

さ

サイコロサラダ　87
魚のムニエル　132
さけの甘酢炒め　127
刺身　85
さつまいもとりんごの重ね煮　133
さつまいもの甘辛炒め　57
里いものみそ煮　125
三色野菜のごま酢和え　105
サンドイッチ　52
サンラータン　68
シーザーサラダ　95
塩昆布和え　121
塩もみ　113
シナモントースト　40
ジャーマンポテト　44
じゃがいもの真砂和え　63
じゃがいものみそ汁　75
じゃこトースト　31
しょうが焼き　115
しらたきといんげんのさんしょう煮　92
スープ煮　89
すき焼き　80
酢の物　77
すまし汁　106
セロリのレモン漬け　134
雑炊　26

た

大根とにんじんのみそ汁　117

大根とふきの煮物　67
たたききゅうり　43
卵かけご飯　43
玉ねぎとわかめのみそ汁　36
チキンカレー　46
筑前煮　48
茶碗蒸し　71
中華風冷奴　134
チョレギサラダ　129
ちらし寿司　107
チンゲンサイのごましょうが和え　75
チンジャオロース　128
付け合わせ　75, 89, 133
ツナときのこの和風パスタ　101
ツナのディップサラダ　41
天丼　78
天ぷら　108
冬瓜のくず煮　114
豆腐とにらのスープ　129
トマトサラダ　102

な

なすとピーマンのみそ炒め　90
なすとみょうがのみそ汁　39
鍋物　123
ナポリタン　64
ナムル　72
なめこおろし　126
肉じゃが　70
煮魚　82
にんじんサラダ　55
ねぎとなめこのみそ汁　105

は

白菜と豚肉の重ね蒸し　96
白菜の甘酢漬け　67
白菜のからし和え　71
白菜のなめたけ和え　33
はるさめの酢じょうゆ和え　79

はるさめのピリ辛炒め　62
春巻　93
ピーマンのじゃこ炒め　110
ひじき煮　27
冷やしタンタンきしめん　58
冷やし中華　56
含め煮　120
ぶりの照り焼き　66
ボイルソーセージ　29
ホイル包み焼き　118
ほうれん草ののり和え　122
ほたて貝柱ご飯　76
ホットサラダ　30
ポテトフライ　117

ま

麻婆豆腐　111
マカロニサラダ　29
水菜のサラダ　47
ミネストローネ　53
蒸しなす　83

や

焼き魚　38
焼きそば　98
野菜たっぷり餃子　73
野菜のオイスターソース炒め　37
野菜のかき揚げ　50
野菜焼き浸　97
山いもとオクラの梅和え　49

ら

レタスチャーハン　86
レバにら炒め　135

わ

わけぎとわかめの酢みそ和え　131
和風ピクルス　81

法改正・訂正・正誤等の追加情報につきましては、
弊社ホームページ内にてご覧いただけます。
URL https://daiichi-shuppam.co.jp/

＊書籍のご注文、出版案内等に関するお問い合わせは…
第一出版株式会社　営業部
TEL 03-5226-0903　FAX 03-5226-0906

FAXにはお名前・連絡先を必ずご明記ください
TEL受付時間：土日祝日を除く 10:00～16:00

ご注文は上記ホームページからも承ります。

おいしく楽しく実践できる低たんぱく食
―腎機能低下を抑えて透析を遅らせる献立―

| 平成26(2014)年 4月20日 | 初版第1刷発行 |
| 令和4(2022)年 6月30日 | 初版第2刷発行 |

編　著　　吉　村　吾志夫

発行者　　井　上　由　香

発行所　　第一出版株式会社

〒102-0073
東京都千代田区九段北2-3-1
増田ビル1階
電　話　（03）5226-0999
Ｆ Ａ Ｘ　（03）5226-0906

印刷・製本　　株式会社 ウイル・コーポレーション

※ 著者の了解により検印は省略
定価はカバーに表示してあります。乱丁・落丁本は、お取替えいたします。

© Yoshimura, A., 2014

JCOPY <（一社）出版者著作権管理機構 委託出版物>
本書の無断複写は著作権法上での例外を除き禁じられています。複写される
場合は、そのつど事前に、（一社）出版者著作権管理機構（電話 03-5244-5088、
FAX 03-5244-5089、e-mail: info@jcopy.or.jp）の許諾を得てください。

ISBN978-4-8041-1292-3　C2077